나이 들지 않는
절대 원칙

상위 1퍼센트 항노화 시크릿

# AGELESS

## 나이 들지 않는 절대 원칙

안지현 지음

# RULES

비타북스

# 당신은 항노화 관리를
# 오해하고 있다

"원장님, 저는 드라마에서 80세 할머니 역할을 맡아도 예쁜 할머니로 보이고 싶어요."

10년 전, 내 청담동 진료실에서 배우 박정수 선생님이 하셨던 말이다. 사람은 누구나 나이가 들면서 슬럼프와도 같은 힘든 시간을 겪는다. 예전의 젊음과는 확연히 다른 노화, 나보다 어리고 예쁜 사람들, 속수무책으로 흘러가는 시간 앞에서 아무렇지 않은 사람은 없다. 언제나 젊고 건강한 모습이고 싶은 마음은 나이와 직업, 성별과 관계없이 모두 비슷하다. 매스컴에서 '귀족 같은 외모' '도회적인 아름다움'이라는 찬사를 받는 연예인들도 예외는 아닐 것이다.

나와 수십 년간 인연을 맺은 사람 중에는 '냉동 인간'이라는 말을 들을 정도로 오래도록 젊음을 유지하는 사람들이 있다. 이들은 나이가 들어도 반짝반짝 빛이 난다. 타고난 것처럼 보이는 동안 외모로 아무런 걱정 없이 살 것 같지만, 사실 이들도 노화에 대한 걱정은 우리와 크게 다르지 않다.

내 진료실에 찾아오는 한 50대 인테리어 기업가는 나이를 가늠할 수 없을 정도로 스타일이 세련됐다. 그녀는 셔츠 소매를 무심하게 접어 올린 실루엣마저 남다르다. 그녀를 볼 때마다 '젊은 감각은 타고 나는 것일까?'라는 생각이 들곤 했다. 하루는 그녀가 내게 이런 말을 했다.

"또래 친구들을 만나면 골골대는 소리만 해서 내 나이를 의식하게 돼요. 내 마음과 다르게 나약한 50대의 모습이 되는 것 같아 가끔은 마음이 불편해요."

그녀는 일하고 취미 활동을 할 때 젊은 친구들과 어울리는 시간이 즐겁다고 했다. 자신보다 무려 열다섯 살이나 어린 사람들과 어울린다는 말을 들으니 그녀의 세련된 스타일이 타고난 것만은 아니라는 생각이 들었다. 아마도 그녀의 젊은 생각과 에너지 넘치는 생활에서 비롯된 것이리라.

요즘은 자기 관리도 능력이라고 여기는 만큼 그 어느 때보다 얼굴과 몸매, 외적인 모습에 관심이 높다. 자신의 나이보다 젊게 살기 위해 노력하는 사람들도 많아졌다. TV와 인터넷에서는 노화 예방법, 피부 관리법, 동안 시술에 대한 정보가 넘쳐난다. 꽃 중년, 꽃누나와 같은 신조어가 생긴 것도 전혀 이상하지 않은 시대다.

항노화 의학을 다루는 의사로서 이 같은 사람들의 관심은 언제나 환영이지만, 문제는 항노화에 대한 사람들의 오해다. 위에서 언급한 사례와 같이 항노화가 단순히 젊음이나 동안만 뜻하는 것이 아니기 때문이다. 항노화란 한마디로 잘 늙는 것, 즉 웰에이징 well aging을 말한다. 건강하고 액티브하게 나이 드는 것에 대해 생각해야지, 그저 어리고 예뻐 보이는 것에만 초점을 맞춰 생각하거나 오해하면 곤란하다.

젊을 때는 관절이 튼튼해서 계단을 오르내리는 게 그다지 힘들지 않다. 과식이나 폭음을 해도 금세 몸이 회복되고 먹는 양을 잠깐 조절하는 것만으로 비교적 쉽게 살이 빠진다. 대사가 활발한 덕분이다. 피부도 탱탱하고 얼굴의 혈색도 건강해 보인다. 항노화는 이러한 몸의 건강한 기능을 최대한 오랫동안 유지하면서 나이가 들어서도 두고두고 써먹는 것을 말한다. 결국 내 몸을 오래도록 건강하게 사용하는 것에 항노화의 방점을 찍어야 한다. 그러니 TV와 인터넷에 떠도는 관리법 역시 단순히 예뻐 보이기 위한 노력이 아니라 건강하게 나이 드는 항노화의 관점으로 바라볼 수 있어야 한다.

나는 지난 20년간 항노화 클리닉을 운영하며 실제 나이보다 열 살 젊어 보이는 사람들을 꾸준히 마주해왔다. 그중에는 일명 셀러브리티라 불리는 연예인, 재벌가 자제, 기업인 등 사회 유명인들도 속해있다. 이들을 곁에서 지켜보며 알게 된 사실이 하나 있다. 바로 '건강은 건강할 때 챙기듯이 젊음도 젊을 때부터 챙겨야 한다'는 점이다. 이들은 신체 노화를 감지하는 30대부터 젊은 모습을 유지하기 위해 지속적이고 끊임없이 관리한다.

일부 사람들은 셀러브리티들의 자기 관리를 단순히 미용 차원의 관리라고 말하기도 하는데, 이는 사실이 아니다. 이들의 관리는 그저 미모를 가꾸는 관리에 그치지 않는다. 정확히 말하면 이들이 노력을 기울이는 관리란 '건강하게 나이 들기 위한 항노화 관리'이다.

그렇다면 셀러브리티들의 항노화 관리는 아무나 시도할 수 없는 아주 독특한 방법들로만 이뤄져 있을까? 그렇지 않다. 자신의 몸을 건강한 상태로 오랫동안 유지하는 항노화 관리는 특별한 사람들만 할 수 있는 분야가 아니다. 항노화를 '젊어 보이는 것'으로 잘못 이해하는 것만큼이나 흔한 오해가 바로 이것이다. 이들은 40대가 되면 적극적으로 운동하고 그림을 그리는 등 취미 생활을 하며 건강하게 스트레스를 해소하려고 노력한다. 더 나아가 불면증을 해결하고 건강에 이로운 방향으로 삶을 재정비하고 라이프 스타일을 만들어 실천한다. 결국 나이를 거스를 순 없지만 적극적인 관리 덕분에 대중들로부터 부러움 섞인 시선을 받는 것이라 생각한다.

이처럼 자신의 몸을 바로 알고 올바른 방향으로 향하도록 조금만 노력을 기울인다면, 누구나 건강하고 아름다운 시간을 되찾을 수 있다. 더 이상 실제 나이보다 젊어 보이는 사람들의 외모를 부러워하지 않아도 된다.

나는 지금까지 이 사실을 알리기 위해 수많은 사람들을 진료하고 방송 활동도 활발히 해왔다. 그러나 내가 진료실에서 만날 수 있는 사람에는 한계가 있고, 비교적 짧은 방송 시간으로는 내가 알리고자 하는 이야기가 단편적으로 담길 수밖에 없어 아쉬운 마음이 있었다. 그래서 더 많은 사람들에게 쉽고 정확한 정보를 알리기 위해 책을 집필하게 됐다. 이 책에는 열 살 젊어 보이는 사람들은 어떠한 관리를 하는지, 나잇살로 몸매가 망가지지 않는 방법은 무엇인지, 나이가 들어도 활력과 생기를 유지하는 방법은 무엇인지에 대한 정보를 담았다.

나는 많은 사람들이 나이가 들면서 거울 보기가 불편해지는 것을, 몸매가 무너지는 것을, 여기저기 통증을 느끼는 것을 당연하게 받아들이지 않길 바란다. 노화는 누구에게나 다가오지만 모두에게 똑같은 속도로 평등하게 오지는 않는다. 오늘보다 더 젊고 건강한 내일은 불가능한 일이 아니다.

나는 이 책을 읽는 독자의 내일을 보다 반짝반짝하게 만들고 싶은 마음으로 책을 썼다. 책을 통해 많은 분들이 항노화 관리로 확연히 달라진 자신의 모습에 만족할 수 있다면 더 바랄 게 없다.

우리의 얼굴과 몸은 자신이 신경 쓰는 만큼 달라진다. 이제 그 변화를 제대로 만들어 볼 것인지, 나이 탓을 하며 나와 다른 시간을 살고 있는 사람들을 부러워만 할 것인지 선택할 시간이다. 선택은 오로지 자신의 몫이다.

2020년 3월, 반포동 진료실에서 **안지현**

# CONTENTS



## 1

# 열 살 젊어 보이는 사람에게는
# 특별한 것이 있다

( 2 )

# 나잇살로 몸매가
# 망가지지 않는 비결

3

# 나이를 잊고 사는
# 활력 비결

## 4

## 젊은 피부와 생기를
## 유지하는 비결



**EPILOGUE**

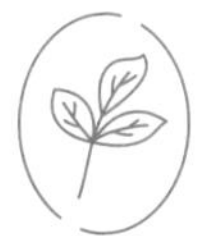

# 1

# 열 살 젊어 보이는 사람에게는 특별한 것이 있다

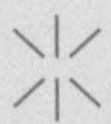

얼마 전 우연히 인터넷에서 '관리의 중요성'이라는 제목의 연예 기사를 봤다. 기사에는 유명 여배우들의 1990년대 과거 사진과 2019년의 최근 사진이 나란히 배치돼 있었다. 사진 속 여배우들은 20년 전이나 지금이나 한결같은 외모를 자랑했다. 기사의 댓글에는 "나만 나이를 먹었다" "세월이 어떻게 이 언니들만 비껴가는지 모르겠다" "도대체 무슨 관리를 받는지 알고 싶다" 등의 반응이 쏟아졌다.

대중의 반응이 이럴 수밖에 없는 것이 요즘 언론에서는 눈에 보이는 외모에만 초점을 맞춰 보도하지 않던가. 변함없는 모습으로 컴백한 여배우에게 쏟아지는 찬사는 대부분 비슷하다. '시간을 거스른 아름다움' '방부제 미모' 등 하나같이 젊어 보이는 모습을 앞다투어 전한다. 도무지 외모에 초점을 맞춰 바라보지 않을 수가 없다.

그래서인지 연예인뿐만 아니라 정치인, 기업인 등 사회 유명인들을 향한 시선에도 외모 이야기가 빠지지 않는다. 무엇을 입고 들었는지, 피부 상태와 몸매는 어떤지 관심을 갖는 사람이 적지 않다. 그나마 옷, 가방, 신발은 어느 브랜드 제품인지 찾기 쉽지만 또래보다 젊어 보이는 외모 비결은 알기가 어려워 더욱 궁금해하는 것 같다. 내가 잘 알지 못하는 것에 대해서는 오해가 생기게 마련이다. 그래서 연예인이나 유명인들의 외모 관리에는 아주 특별하고 독특한 것이 있을 거라고 생각한다.

"옆에서 관리해주면 누가 살을 못 빼나?"
"티 안 나게 뭘 했네 했어."

과연 그럴까? 이들은 잘 알려지지 않은 특별한 관리를 받아서 세월을 비껴가는 것일까? 그렇지 않다. 내가 이들을 가까이에서 오랫동안 지켜본 바로는 독특함과는 거리가 먼, 오히려 기본에 충실한 항노화 관리를 했다.

앞서 프롤로그에서 밝혔듯이 이들은 예뻐 보이기 위한 관리보다 건강하게 나이 들기 위한 관리에 집중한다. 전반적인 건강 관리로 신체 노화 속도를 늦춘 결과, 남들보다 젊어 보이는 동안이 된 것이다. 이들의 관리 원칙은 크게 두 가지를 꼽을 수 있다.

첫째, 꾸준히 한다.
둘째, 무리하지 않는다.

위의 두 가지 원칙은 아주 쉬워 보이지만 결코 만만하지 않다.

여기서 말하는 '꾸준히'란 가만히 누워서 받는 수동적인 관리가 아니다. 본인이 직접 몸을 움직이고 활동해야 얻을 수 있는 적극적인 움직임을 말한다. 많은 사람들이 귀찮고 피곤하고 힘들어서 작심삼일로 끝나는 노력을 이들은 정말 놀라울 정도로 꾸준히 한다. 작심삼일 열 번이면 한 달이 되지 않던가.

이들은 어떻게 운동을 꾸준히 할 수 있는 걸까? 바로 운동을 습관처럼 하지 않고 선약처럼 지키기 때문이다. 이들의 다이어리에는 운동 일정이 중요한 선약처럼 빼곡히 적혀 있다. 이와 더불어 한 가지 운동을 기본 5~7년 이상 꾸준히 한다.

'무리'하지 않는 것도 마찬가지다. 노화를 미용이 아닌, 건강 측면에서 관리하기 때문에 섣불리 무리한 시도를 하지 않는다. 건강을 위해서는 누가 봐도 티가 나는 수술이나 시술을 멀리해야 한다는 걸 잘 알고 있기 때문이다.

그렇다면 이들이 중요하게 생각하는 항노화 관리란 무엇일까? 이를 설명하기 위해 1장에서는 내가 진료실에서 만난 사람들 중 자신의 나이보다 열 살 젊어 보이는 사람들의 사례를 소개한다. 이를 통해 대중들에게 알려진 셀러브리티 항노화 관리에 대한 잘못된 생각을 바로잡고, 올바른 항노화 관리로 안내하겠다.

# 동안은
# 타고나는 것이 아니다

실제 나이보다 젊어 보이는 사람, 즉 자기 관리를 잘한 사람을 흔히 '동안'이라고 말한다. 미용 측면에서 봤을 때 동안은 몇 가지 조건이 있다. 우선 얼굴 길이와 인중이 짧아야 한다. 피부가 매끈하고 잡티와 주름도 없어야 한다. 흰머리나 탈모도 없어야 젊어 보인다. 이러한 동안 조건을 갖춘 몇몇 연예인들은 말 그대로 동안의 대명사가 된다. 동안이라고 불리려면 이러한 조건을 반드시 타고나야 하는 걸까?

이 물음에 대한 내 대답은 '아니오'다. 당연히 동안 조건을 타고나면 좋겠지만 그렇지 않은 사람들이 훨씬 많다. 얼굴이 길고 흰 머리카락이 있음에도 실제 나이보다 젊어 보이는 사람들이 있다. 게다가 시간이 지날수록 나이를 거꾸로 먹는 것처럼 보이는 사람들도 있다. 실제로 유명인 중에는 옛날보다 지금이 훨씬 더 어려 보이는 경우도 많다.

솔직히 고백하자면 나 역시 이 경우에 해당된다. 10년 전, 내가 42세였을 때 사람들은 나를 딱 내 실제 나이로 봤다. 내 나이에서 조금도 어리게 보지 않았다. 그런데 50대 초반이 된 지금은 사람들이 내 나이보다 어리게 본다. 그래서 큰딸이 현재 25세라고 말하면 다들 놀란다. 몇 년 후면 나도 사위를 볼 나이다.

나는 타고난 동안이 아니었지만 꾸준한 항노화 관리를 통해 많은 사람들로부터 나이보다 어려 보인다는 말을 듣게 됐다. 그렇기에 나는 그 누구보다 "동안은 타고나는 것이 아니다"라고 자신 있게 말할 수 있다.

내 모습이 실제 나이 그대로 보였던 40대 초반에 나는 많이 지쳐있었다. 남들 눈에는 개인 병원을 차려 진료도 보고, 방송 활동도 하고, 학회에서 강연하며 후배 의사들의 멘토 역할도 하고, 두 딸의 엄마 역할도 톡톡히 해내는 것처럼 보였겠지만 현실은 아니었다. 나는 번아웃 증후군을 앓으며 잠을 제대로 못 잤다. 불면증이었다. 호르몬 검사를 해보니 호르몬 나이가 50대 중반 수치에 가까웠다. 지금 생각하면 그 당시에 내 모습을 42세로 봐준 것도 감사한 일이었다.

불면증에 시달려본 사람은 알겠지만 밤에 잠을 제대로 못 자면 낮에 활력이 없다. 몇 배의 집중력을 발휘하며 생활해야 한다. 아무리 타고난 동안이라도 불면증에 걸리면 일상생활이 빠릿빠릿하게 이뤄지지 않는다. 나이 든 어르신처럼 행동이 느려진다. 게

다가 의욕이 저하되어 세상사는 재미도 없어진다. 활기찬 에너지가 없는 사람에게 아무리 동안 이미지가 있어도 느낌이 제대로 전해지지 않는다.

나는 낮에는 잠시 잊었다가도 밤이 되면 '오늘은 과연 푹 잠들 수 있을까?' 하는 과제를 떠안아야 했다. 사람들을 마주할 때면 '저 사람들은 밤에 잠을 잘 잘까?' 하는 생각이 절로 들었다. 나에게 진료를 받으러 온 사람들에게도 "요즘 잠은 잘 주무세요?"라는 질문을 빼놓지 않고 했다.

수면 클리닉을 방문해 전문적인 상담과 검사를 받기도 했다. 수면 전문의의 솔루션은 '수면제를 먹고 수면 사이클이 돌아올 때까지 기다려 보자'는 거였다. 그러나 수면제 중독자로 살 수는 없었다. 나는 무엇보다 건강을 되찾아야 했다. 삶이 다시 쌩쌩 돌아갈 수 있도록 노력해야 했다.

우선 휴식 시간을 확보하기 위해 청담동 개인 병원 문을 닫고 월급 받는 의사 생활로 돌아갔다. 그때 취직한 곳이 차의학대학교 차움 디톡스슬리밍센터였다. 내 몸의 세포부터 다시 살아나는 안티에이징을 위해, 불면증을 치료하기 위해 최신 항노화 대가들이 있는 병원에서 학술을 교류하고 싶었다. 내가 이곳에서 일하며 불면증을 고친 방법에 대해서는 3장에서 자세히 다루겠다.

여기서 간략하게 말하면, 나는 건강 관리 측면에서 호르몬을 체크하고 50대 중반으로 떨어진 호르몬 수치를 되돌리기 위해 노력했다. 수면의 질을 관리했으며 체력을 높이기 위해 단백질을 챙겨 먹고, 시간을 쪼개 규칙적으로 운동했다.

그러자 신기하게도 밤에 잠이 오기 시작했다. 수면의 질이 좋아지니 활력이 생기는 선순환이 일어났다. 예전처럼 쉽게 피곤해지지 않았고 표정도 밝아졌다. 점점 사람들이 나를 내 나이보다 젊게 보는 날들이 늘었다. 50세를 넘긴 지금은 예전엔 듣지 못했던 '동안'이라는 말을 수시로 듣는다. 젊어 보인다는 말을 듣기 위해 건강을 관리한 것은 아니었지만, 내 나이보다 열 살 어려 보이는 효과를 톡톡히 누리게 됐다고 생각한다. 만약 내가 어려 보이기 위해 주름이나 피부 관리에만 정성을 쏟았다면 이러한 효과를 얻지 못했을 거라 생각한다.

대부분의 사람들은 몸이 젊고 건강할 때 노화를 생각하지 않는다. 특히 20~30대는 회복탄력성이 뛰어나기 때문에 식사를 불규칙하게 하거나 잠을 조금 줄여도 갑자기 노화가 진행될 확률이 아주 낮다. 그러나 40대부터는 아니다. 내가 42세에 번아웃 증후군이 왔던 것도 신체 노화와 무관하지 않다.

놀랍게도 셀러브리티들은 내가 건강을 되찾기 위해 했던 노력들을 평소에 철저히 챙긴다. 수면의 질을 관리하고 꾸준히 운동한다. 체내 불균형을 이루는 수치들을 규칙적으로 검사해 정상 범위를 벗어나지 않도록 생활 습관을 관리한다. 건강을 잃어본 상태에서 항노화 관리를 시작하는 게 아니라 처음부터 건강하게 나이 드는 루틴으로 생활하는 것이다. 그래서 꾸준히 동안이라는 말을 들을 수 있는 것이다. 타고난 동안처럼 말이다.

나이보다 젊어 보이는 것은 노력으로 가능하다. 셀러브리티들처럼 관리를 철저하게 하지 않았어도 괜찮다. 나도 한때 나이 들어 보이던 시기가 있었지만 항노화 관리를 통해 극복할 수 있었다. 아무리 타고난 동안 조건을 가지고 태어났어도 항노화 관리가 뒷받침되지 않으면 중년에서 노년으로 넘어가는 시기에 무너지기 쉽다. 해가 바뀌어도 관리하면 얼마든지 젊어질 수 있다는 마음가짐이 중요하다.

건강을 되찾는 것은 물론이고 열 살 젊어질 수 있는 구체적인 항노화 관리법은 2장부터 본격적으로 밝힐 예정이다. 일단 이번 장에서는 타고난 동안보다 더욱 중요한 것은 꾸준한 항노화 관리이며 실제 나이보다 젊어지는 변화는 분명 가능한 일임을 밝혀두고자 한다. 자신의 라이프 스타일이 동안과 노화를 결정한다는 사실을 꼭 기억하자.

# 노화는 원래 평등하게
# 오지 않는다

나와 나이가 비슷한 사람이 나보다 훨씬 어려 보일 때, 기분이 참 별로다. 나보다 언니인 여배우가 출산까지 했는데 나보다 훨씬 어려 보일 때는 기분이 더욱 언짢아진다. 시간은 모두에게 공평하게 주어지는데 어째서 세월의 흐름은 다르게 느껴지는 걸까? 이처럼 세상이 불공평하게 여겨진 적이 있다면 의사인 내가 해줄 수 있는 말은 이러하다.

"노화는 평등하게 오지 않는다."

그렇다고 오해하지 말자. 여기서 말하는 '노화'란 단순히 얼굴 주름이 깊어지는 것을 뜻하는 것이 아니다. 누가 봐도 활력이 없고 몸이 둔해지는 신체 나이를 말하는 것이다. 이를 파악하기 위

해서는 얼굴만 보지 말고 한 사람의 역동적인 젊음 지수를 가늠할
수 있어야 한다. 교복을 입고 진하게 화장을 한 학생들을 떠올려
보자. 그들을 보고 있으면 자연스럽게 이런 생각이 든다.

'아무것도 하지 않아도 예쁜 나이인데 왜 벌써부터 저렇게 꾸미
려고 할까?'

어린 친구들은 외모가 아닌 존재 자체가 싱그럽고 예쁘다. 그
만큼 젊음은 외모보다 앞서는 상위 개념의 가치라고 볼 수 있다.
10대, 20대 청춘들을 보며 '좋을 때'라고 입을 모아 말하는 것도 같
은 이유일 것이다.

이러한 '좋을 때'를 가능한 오래 유지할 수 있다면 얼마나 좋을
까? 바로 항노화 관리를 통해서 말이다. 외모에 유난히 신경 쓰는
대신 젊고 건강한, 그리고 튼튼한 신체 나이에 집중한다면 불가능
한 일도 아니다.

실제 나이보다 중요한 건 신체 나이다. 조금 전에 언급한 젊음
지수가 바로 여기에 해당된다. 내 진료실에 찾아오는 사람 중에는
77세임에도 50대로 보이는 여성이 있다. 그저 외모로만 느껴지는
분위기가 아니라 활력, 인바디 기록에 따른 근육량까지 50대 수치
를 갖고 있다. 그녀는 병원이나 은행, 관공서에서 자신의 주민등
록번호를 말해야 할 때 참 난처하다고 한다. 상대방이 자신의 나
이를 듣고 너무 놀라서 오히려 민망하다는 것이다. 그녀는 자신의

관리 비결로 40대부터 시작한 1일 1식을 꼽았다. 현미밥(1/2공기), 나물 반찬(3가지 이상), 살코기와 생선으로 식사를 챙기며 아무리 바빠도 식사를 절대 대충 먹지 않는다던 이야기가 생각난다.

하루는 모델 이소라 씨가 운영하는 유튜브 채널에서 '이소라는 하루 종일 무엇을 먹을까'라는 제목의 동영상을 봤다. 동영상에서 그녀는 아침 식사로 바나나, 건포도, 아몬드를 섞은 오트밀을 먹었다. 점심에는 삶은 달걀 5개, 사과 1개, 레몬차, 찐 고구마 1개를 먹었다. 간식으로 바나나 1개를 챙겼고, 저녁에는 소금기를 뺀 다시마에 오색 현미밥을 쌈싸 먹었다. 반찬은 쇠고기 고추장볶음 단 하나였다.

그녀는 음식을 먹으며 음식과 관련된 자신만의 관리법을 이야기해주었다. 맵고 짠 음식은 잘 안 먹고 평소에도 소식을 하며, 맥주를 좋아하지만 자주 마셔 몸이 붓는 느낌이 들 때는 정상으로 돌아올 때까지 끊는다고 말했다. 배달 음식을 먹기는 하지만 깨끗하게 다 비운 적은 없으며 저녁 7시 이후에는 거의 먹지 않는다고 덧붙였다. 단 음식을 좋아하지만 잘 참으며 건강하고 간단하게 먹는 원칙을 지킨다는 그녀였다. 살이 안 빠져 고민인 후배에게 이틀 정도만 밤에 음식을 먹지 않아도 몸이 가벼워진다고 조언한 일화도 들려주었다.

15분이 채 되지 않는 이 동영상의 조회 수는 무려 82만이 넘었다. 이소라의 몸매 관리법, 비타민 추천, 동안 메이크업 등 다른 동영상도 인기가 많았다. 사람들이 그녀의 이야기에 관심을 보이는 건 그녀의 높은 젊음 지수 때문일 것이다. '이소라처럼 건강하게 나이 들기 위해서는 어떻게 해야 하나' 궁금한 건 어쩌면 당연한 일이다.

꾸준히 운동하면서 소식하는 생활이 몸에 좋다는 걸 모르는 사람은 없다. 그런데 이를 실천하는 사람은 많지 않다. 이소라 씨는 소식하며 항노화 관리를 했고, 그 덕분에 누가 봐도 실제 나이보다 젊어 보이는 지금의 모습을 갖게 됐다.

2030년에 태어나는 한국 여성의 평균 수명은 90세가 넘을 것이라는 분석이 나왔다. 평균 수명이 100세가 될 날도 머지않았다. 과거에는 평균 수명이 70~80대였기 때문에 60대부터 어르신 대접을 받았다. 그러나 현재 평균 수명이 훨씬 늦춰졌으니 어르신이라고 불릴 나이도 늦춰서 생각해야 한다. 이제는 70대에도 건강 관리를 잘해 활기찬 중년처럼 보이는 사람들이 늘고 있다. 손자, 손녀가 생겼다고 무조건 할머니, 할아버지가 되는 건 아니라는 뜻이다. 그래서 '젊은 노인'이란 말도 생겨나고 있다.

노화 속도는 노력에 따라 늦출 수 있다. 그래서 항노화 관리가 중요하다. 웰에이징well-aging이 아닌 디에이징de-aging도 가능한 것이다. 시간을 되돌릴 순 없지만 생활 습관으로 얼마든지 노화 속노를 조절할 수 있다.

지금까지 나와 동년배인 동안 여배우를 보며 세상이 불공평하다고 여겨왔다면 자신이 항노화 관리를 언제부터 해왔는지, 얼마나 열심히 노력했는지를 생각해보자. TV 속 동안 연예인과 유명인들은 노화 속도를 조절하기 위해 지속적으로 노력한다. 내가 노력하는 만큼 노화 속도를 조절할 수 있다는 걸 알기 때문이다.

사람은 나이에 상관없이 내가 늙었다고 생각하는 순간부터 늙는다. 늙었다는 생각의 덫에 빠지는 순간부터 늙는 것이다. 젊게 생각하고 건강한 생활 습관을 실천해야 젊은 중년이 오래도록 유지될 수 있다. 나 역시 아직 50대 초반이지만 60대가 되고 70대가 되어도 할머니라고 생각하지 않고 생활할 것이다. 이러한 항노화 관리는 누구나 할 수 있다. 세상이 불공평하다고 생각할 시간에 충분히 할 수 있는 일이다.

# 03

# 값비싼 관리를 받으면 젊어질까?

사람들은 돈만 있으면 젊어질 수 있다고 생각한다. 값비싼 관리를 받으면 살도 쉽게 빼고 피부도 드라마틱하게 좋아질 거라고 말이다. 내 의견을 말하면, 이 생각은 반은 맞고 반은 틀리다. 아무것도 하지 않은 사람보다 돈을 들여 관리를 한 사람이 더 젊어 보이는 건 맞다. 그러나 돈을 들인 덕분에 건강하게 오래 살 수 있는 건 아니다. 실제 나이보다 젊어 보이는 사람들이 건강한 상태를 유지할 수 있는 이유는 돈보다 타고난 젊음, 그 자체에 있다고 봐야 한다.

얼마 전 마트에서 장을 보던 중 계산대 점원의 활기찬 몸짓에 눈길이 갔다. 그녀는 허리를 일자로 곧게 편 상태로 서서 일하고 있었다. 요즘은 20대 젊은이들도 허리와 어깨가 굽은 경우가 많아서인지 곧은 자세로 바로 선 그녀의 모습이 더욱 눈에 띄었다.

팔을 뻗어 내 신용카드를 건네받는 자세는 마치 스트레칭을 하듯 곧고 우아해 보였다. 손목에 언뜻 보이는 타투마저도 매력적으로 보였다.

내가 그녀의 나이를 실제로 물어본 건 아니지만, 아마도 그녀는 자신의 또래보다 훨씬 젊어 보일 것이다. 마트를 둘러보니 사람들의 얼굴에 피곤한 기색이 역력한데, 그녀는 일을 끝내고도 취미 생활을 할 수 있을 정도로 기운이 넘쳐 보였다. 그 정도의 에너지라면 나이가 들어도 틀림없이 실제 나이보다 열 살은 젊어 보이리라.

영국 의학저널 〈The BMJ British Medical Journal (2009)〉에 '동안이 장수한다'는 연구 결과가 실린 바 있다. 덴마크 남부대학 칼 크리스텐센Carl Christenson 교수는 70세 이상 쌍둥이 1천800쌍을 대상으로 7년 동안 대상자들의 사망 여부를 추적 조사했다. 그 결과 쌍둥이 중 외모가 더 동안인 한쪽이 다른 한쪽보다 오래 사는 것으로 나타났다. 쌍둥이라면 두 사람의 신체 조건이 거의 비슷하다고 봐야 한다. 그런데 유전적으로 거의 동일한 쌍둥이 중에서도 더 어려 보이는 외모를 가진 쪽이 오래 산다니, 이 얼마나 놀라운 이야기인가. 여기서 주목할 점은 쌍둥이 중 더 동안인 사람에게서 노화의 지표가 되는 유전자인 텔로미어telomere 길이가 더 길게 나타났다는 점이다.

텔로미어는 염색체 양 끝에 있는 물질이다. 염색체를 보호하고 세포의 수명을 담당하는 역할을 한다. 세포의 건강과 노화 상태를 알려주는 지표인 텔로미어 길이가 길수록 젊은 얼굴을 지닌다. 이러한 텔로미어 길이는 혈액 검사로 간단하게 측정할 수 있다. 나도 최근에 혈액 검사로 텔로미어 길이를 확인했다. 독자의 이해를 돕기 위해 내 텔로미어 검사 결과지를 33쪽에 첨부했다.

텔로미어 길이는 유전적인 요인보다 환경적 요인의 영향을 더 많이 받는 것으로 알려져 있다. 노화세포 전문저널 〈에이징 셀 Aging Cell(2019)〉에 따르면, 잘못된 생활 습관으로 고혈압과 심혈관 질환을 앓는 사람은 점점 텔로미어 길이가 짧아진다고 한다. 또한 짧은 텔로미어 길이는 암을 제외한 모든 질병의 사망률을 높이는 데 관련성이 있는 것으로 보고된 바 있다(Rode L, Nordestgaard BG, Bojesen SE. Peripheral blood leukocyte telomere length and mortality among 64,637 individuals from the general population. J Natl Cancer Inst. 2015;107(6):1070-74).

잘못된 생활 습관으로 길이가 짧아지는 텔로미어는 운동, 건강한 식단, 스트레스 관리 등을 통해 얼마든지 예방할 수 있다. 실제로 신체 활동이 많은 사람의 경우, 앉아 있는 시간이 많거나 신체 활동이 중간 정도인 사람에 비해 텔로미어 길이가 길고 노화 속도가 9년 정도 늦다는 연구 결과도 있다. 즉 항노화 관리를 통해 텔로미어 길이를 길게 유지하면 젊고 건강하게 살 수 있는 것이다.

내가 진료실에서 사람들을 만나며 느낀 점도 이와 크게 다르지 않다. 항노화 관리를 하는 사람들은 자신의 또래보다 젊은 상태를 더 오랫동안 유지하기 위해 노력한다. 실제로 이들의 텔로미어 길이를 측정해보면 길게 나온다. 단순히 피부 관리를 하고 살 빼는 것에서 그치는 것이 아니라는 뜻이다. 곧은 자세를 유지하고 신경 써서 식사하며, 활기찬 생활을 한다. 이러한 생활 습관이 굳어질수록 건강한 젊음이 오래 유지되는 건 당연한 일이 아닐까?

나는 돈으로 젊음을 살 수 있다는 말에 100% 동의하지는 않는다. 오히려 항노화 관리로 점점 동안이 되고, 동안 상태가 젊음을 계속 붙잡아주는 원천이 되어 선순환을 일으킨다는 말이 더 정확할 것이다. 이 구조를 이해해야 한다.

생물학적 나이는 단순히 얼굴로만 느껴지지 않는다. 곧은 자세와 시원시원한 팔다리의 움직임, 반짝이는 눈빛, 앞서 소개한 마트 점원의 타투처럼 일탈과도 같은 도전이 전체적인 젊음을 구성하는 것이다. 이러한 젊음을 과연 돈으로 살 수 있다고 봐야 할까?

사람들은 TV 속 연예인과 유명인의 생기 넘치는 모습을 보면 값비싼 관리를 받을 거라고 생각하지만, 그게 전부라고 판단하지 않기를 바란다. 젊게 행동하는 사람일수록 동안이 될 수밖에 없다.

# 텔로미어 길이 검사 결과지 예시

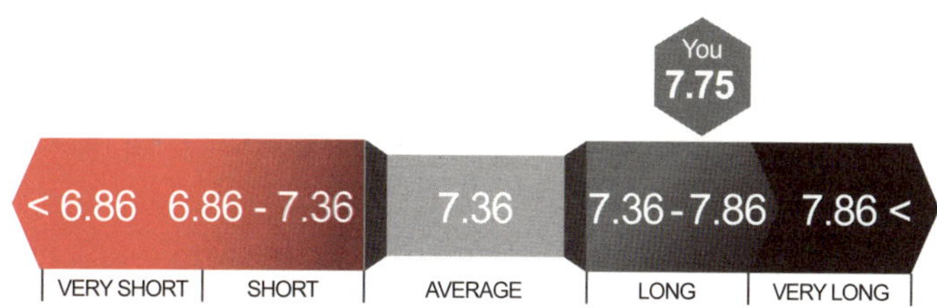


· 안지현 님의 평균 텔로미어 길이는 7.75로 긴 상태다.
· 텔로미어가 길다는 것은 주민등록 상 같은 나이 사람에 비해 세포의 건강 상태가 좋고 노화 속도가 느리다는 의미다.
· 안지현 님의 텔로미어 길이를 기초로 추정된 평균 수명은 주민등록 상 같은 나이 사람에 비해 7년 길다.

# 텔로에이지 검사 결과지 예시

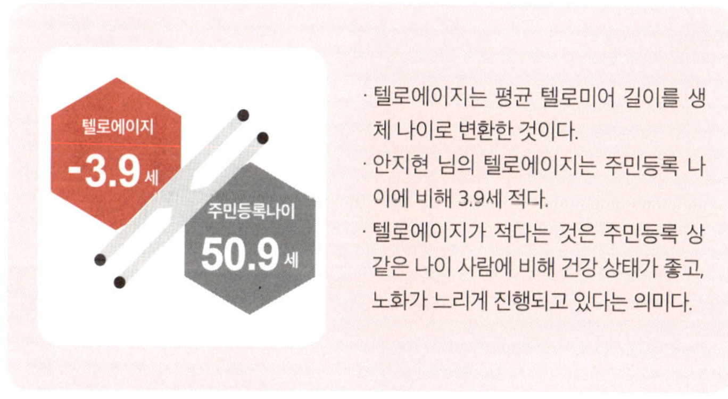


· 텔로에이지는 평균 텔로미어 길이를 생체 나이로 변환한 것이다.
· 안지현 님의 텔로에이지는 주민등록 나이에 비해 3.9세 적다.
· 텔로에이지가 적다는 것은 주민등록 상 같은 나이 사람에 비해 건강 상태가 좋고, 노화가 느리게 진행되고 있다는 의미다.

# 04

# 몸매가 망가지는 건
# 당연하지 않다

"나도 젊었을 땐 날씬하고 예뻤지."

마치 다시는 날씬하고 예쁜 날이 오지 않을 것처럼 말하는 사람들이 있다. 과거와 다른 현재 모습을 다른 사람처럼 느끼기도 한다.

나이가 들수록 몸이 망가지는 건 사실이다. 여러 원인이 있지만 가장 큰 원인은 바로 '호르몬 변화' 때문이다. 특히 여성의 경우 평균 50세에 폐경을 겪으며 여성 호르몬이 급격하게 감소한다. 여성 호르몬은 허벅지의 피하 지방에 지방을 쌓는 지단백 분해효소lipoprotein lipose를 촉진하고, 내장 지방을 쌓는 지단백 분해효소를 억제하는 역할을 한다. 즉 여성 호르몬이 있을 때는 지방이 복부보다 허벅지에 쌓이고, 폐경으로 여성 호르몬 수치가 떨어지면 내장 지방이 늘어나게 된다. 나이가 들수록 팔다리가 가늘어지고 엉덩이가 작아지는 반면 배가 볼록 나오는 복부 비만이 증가하는 이유가 바로 여기에 있다.

실제로 갱년기 학회에서 진행한 조사에 따르면 중년 여성은 폐경이 시작되면 1년에 0.8kg씩, 5년이 지나면 4kg의 체중이 증가한다고 한다. 폐경 전 복부 비만율이 32%에서 폐경 후에는 44%로 증가한다는 결과도 있다.

나이가 들수록 몸이 변하는 또 다른 이유는 '지방 세포의 기능 저하' 때문이다. 우리 몸에는 무려 100~300억 개의 지방 세포가 있다. 이 지방 세포는 분해와 축적을 반복한다. 그런데 지방 세포의 기능이 저하되면 지방을 에너지로 사용할 수 없게 된다. 지방을 분해하는 능력보다 지방을 축적하는 속도가 빨라져 뱃살이 계속 늘어나는 것이다. 그러다 보니 먹는 양은 똑같은데 나이가 들수록 허리둘레는 자꾸 늘어난다.

지방 세포가 고장나는 것처럼 시간이 지날수록 우리 몸의 기관들도 기능이 떨어지게 된다. 예전과 달리 음식을 소화시키는 시간도 더 오래 걸리지 않던가. 같은 양을 먹어도 몸에서 받아들이는 열량 또한 달라진다. 이는 점점 에너지 대사가 떨어지기 때문이다.

그렇다고 너무 좌절하지 말자. 항노화 관리를 하면 이러한 몸의 변화를 최대한 늦출 수 있기 때문이다. 내가 자신 있게 말할 수 있는 이유는 진료실에서 20년 가까이 만난 사람들의 사례 덕분이다. 이들 중에는 망가진 몸을 건강하게 만든 경우가 상당히 많다. 나이가 들수록 오히려 건강이 더 나아지는 경우라고 할 수 있다. 젊은 중년이라고 표현할 정도로 외모뿐 아니라 신체 활력도 시간이 거꾸로 흐르는 것이다.

체중 감량을 위해 내 진료실에 찾아온 사람들에게는 저마다 사연이 있다. 나이가 들수록 몸매가 망가지고 살이 찌는 건 당연한 변화라지만, 그 변화에 가속도가 붙는 데에는 나름의 사연이 있다. 내가 정신과 의사나 심리상담가는 아니지만 살을 빼러 와서 눈물부터 쏟는 사람들의 마음을 보듬어주지 않을 수가 없다. 사연 없이 찐 살은 없는 것이다.

하루는 내 진료실에 40대 여성이 찾아왔다. 그녀는 급격히 살이 쪄서 자살까지 생각했다고 한다. 친한 언니가 나쁜 생각은 그만하라며 과체중을 치료할 수 있도록 치료비도 보태주었다고 한다. 그녀의 사연을 들어보니, 이혼을 한 데다 생활력이 없는 상태였다. 그녀가 자신감을 찾고 세상으로 발을 내딛기 위해서는 자신을 돌보는 일부터 해야 했다. 나의 처방에 따라 6개월간 건강한 생활 습관을 실천한 그녀는 15kg을 감량한 후 정말로 직장을 구해 성공적인 자립을 이뤄냈다. 체중 감량으로 자신을 더 이해하게 되고, 미래의 건강한 모습을 그리며 삶을 사랑하는 태도를 갖게 된 것이다.

출산 이후에 갑자기 체중이 늘어 힘들어하는 여성들이 많다. 결혼 전에 날씬했던 사람일수록 출산 이후 달라진 모습을 더욱 힘들어한다. 산후 우울증 역시 내 몸을 돌보는 시간으로 극복할 수 있다. 단순히 살을 빼는 것이 목적이 아니다. 나를 돌보는 시간이 쌓여 살이 빠지는 것이다.

나를 찾아오는 사람들 중에도 출산 이후 불어난 체중과 더불어 산후 우울증으로 힘들어하는 사람들이 꽤 있다. 운동을 하고 싶어도 아이를 돌보느라 밖에 나갈 시간조차 없다고 한다. 그럴 때는 실내 운동 기구를 대여해서라도 내 몸을 관리할 시간을 가져야 한다. 적어도 3개월은 자신을 돌봐야 한다는 마음으로 실행해야 운동을 지속할 수 있다.

체중은 나 자신을 사랑하는 만큼 빠지기 마련이다. 실제로 이들 중에는 내 말을 듣고 실내 자전거를 대여해 '1시간 이상 타지 않으면 절대 안 내려오겠다'는 마음으로 살을 뺀 사람도 있다. 남편에게 아이를 맡기고 아파트 계단을 20층까지 독하게 걸으며 살을 뺀 사람도 있다.

나 역시 둘째를 출산한 이후 17kg이 쪘다. 17kg은 정상 범위를 벗어난 산후 비만 수치로 쉽게 빠지지 않는다. 출산 이후 70kg대의 몸무게였던 나는 내가 진료실에서 사람들에게 처방한 대로 직접 실천하며 20kg을 뺐다. 동네 초등학교 운동장을 얼마나 열심히 걸었는지 모른다. 모든 에스컬레이터 및 엘리베이터와도 작별했다. 갱년기 비만으로 이어지지 않기 위해 퇴근 후에 아무리 피곤해도 치열하게 내 몸을 돌보았다. 폐경을 한 지금도 일주일에 3~4일은 반드시 운동을 하며 내 몸을 돌본다.

나이가 들수록 몸에 변화가 생기는 것도 맞고, 몸매가 망가지는 것도 맞다. 그러나 항노화 관리의 관점에서 건강하게 내 몸을 돌보면 얼마든지 몸이 망가지지 않을 수 있다. "원장님, 살 빼는 약 좀 주세요. 다른 병원 처방보다 더 센 약이 필요해요"라고 울면서 말하던 사람들이 꾸준한 노력으로 건강을 되찾고 적정 체중으로 돌아갔다. 진료실에 올 때마다 점점 표정이 밝아졌다. 심지어 고통 받던 불면증이 나아진 사람도 있다. 이러한 변화를 오랜 시간 지켜본 나는 누구에게나 "좋아질 수 있다"고 말한다. 나 또한 직접 경험했기 때문에 나이가 들어도 몸이 좋게 바뀔 수 있다고 자신 있게 말할 수 있다. 체중 관리를 하기 위해 나를 찾아왔었는데 "저 당뇨 약 두 알 먹었는데 한 알로 줄였어요" "고혈압약을 먹었는데 끊을 수 있게 됐어요"라는 말을 하게 될 줄 누가 알았겠는가.

자신의 몸을 정성껏 돌봄으로 인해 나이가 들수록 건강을 회복해본 사람들은 삶의 자세가 다르다. 예전보다 훨씬 긍정적이고 밝은 성격으로 바뀐다. 이러한 마음가짐으로 살면 하는 일도 잘될 수밖에 없다. 희망적인 변화를 객관적인 데이터로 접하는 나로서는 나이가 들수록 몸이 망가진다는 말을 맹목적으로 믿지 않는다. 항노화 관리의 하나인 적정 체중을 위해 체중 감량을 한 사람은 확실히 과거보다 젊어진 것 같다고 말한다. 중년의 뱃살은 생기기 쉽지만 굳이 당연하게 받아들일 필요는 없다.

# 05

# 내 나이에 무슨
# vs 내 나이가 어때서

해가 바뀔 때마다 우울해하는 사람이 있다. 특히 30대에서 40대로 넘어가거나 40대에서 50대로 넘어갈 때처럼 나이의 앞자리가 바뀌면 갑자기 나이 들었다고 느끼는 경우가 많다. 이와 반대로 내 진료실에 찾아오는 사람들 중에는 숫자 나이에 크게 마음을 쓰지 않는 사람도 있다.

하루는 나와 10여 년째 인연을 맺고 있는 60대 초반 여성이 오랜만에 진료실에 찾아왔다. 그녀는 워낙 운동 마니아인 탓에 10년 전이나 지금이나 나이를 예상할 수 없는 탄력 있는 몸을 유지하고 있었다. 겉모습만 보기에는 내 도움이 필요 없어 보였다. 그러나 그녀의 표정에는 못마땅한 기색이 역력했다.

"원장님, 한 달 정도 다리 반깁스를 했더니 체중이 2kg 늘었어요. 평소대로 운동해도 체중이 빠지지 않네요."

보통의 60대라면 체중보다 반깁스를 한 다리가 잘 회복되기를 걱정할 텐데, 그녀는 30대처럼 반깁스를 한 동안 찐 살을 걱정하고 있었다. 그녀의 나이답지 않은 고민을 듣는 동안 나도 하마터면 그녀의 나이를 잊을 뻔했다. 다친 다리는 운동으로 몸을 다져놓은 덕분에 회복이 잘 된듯 보였다.

"나이가 들면 같은 강도로 운동해도 살이 빠지기까지 시간이 걸려요. 무리하지 마시고 한 달만 더 꾸준히 운동해보세요."

그녀의 표정에서 조급한 마음이 고스란히 느껴졌다. 그녀를 보니 '나이답지 않은 고민'이란 애초에 없을지도 모른다는 생각이 들었다. 그녀에게 다친 다리는 괜찮은지, 몸 상태가 걱정되지 않는지 묻자 그녀가 이렇게 말했다.

"저는 50대보다 60대인 지금 몸 상태가 더 좋아요. 그래서인지 70대도 걱정되지 않아요."

나는 이 말에 크게 공감한다. 나 역시 40대보다 50대인 지금이 더 몸 상태가 좋고 즐겁기 때문이다. 나이 드는 것을 거스를 수 있는 사람은 없다. 세월을 받아들이지 않고 '하는 거 없이 나이만

들었다' '하루가 다르게 늙는다'고 생각하는 건 자신에게 아무런 도움이 되지 않는다. 오히려 건강한 항노화 관리에 방해만 될 뿐이다.

나이 드는 것을 슬퍼하는 대신 나이 들수록 인생이 더욱 기대된다고 생각하는 사람들은 확실히 젊어 보인다. 스스로 나이를 제한하지 않는 덕분이다. '이 나이에 무슨'이라는 생각을 버리고 그저 하루하루 즐거운 생활에 몰두하다 보면 누구나 활력 넘치는 삶을 살 수 있다.

과거에는 60대가 되면 할머니, 할아버지가 된다고 생각했다. 환갑잔치를 하며 장수를 축하하기도 했다. 하지만 지금은 어떤가? 건강한 60대를 보고 노인이라고 생각하지 않는다. 시간이 흐를수록 노인의 정의도 바뀌고 있다. 이제는 80대가 넘어야 노인이 되었다고 느끼는 사람들도 있다. 실제로 노인이 자신을 노인이라고 인식하는 나이는 우리가 생각하는 연령보다 더 높다.

때에 따라서는 70대 어르신이 할머니처럼 느껴지지 않을 때도 있다. 유난히 활력 넘치는 어르신들을 보면 그렇다. 활력을 유지하려면 삶에 호기심을 잃지 않는 것이 필요하다.

나는 진료실에서 사람들을 만나며 활력을 되찾는 경우를 자주 본다. 나를 찾아온 한 70대 어르신은 과체중으로 몸이 무겁고 무릎 통증과 척추 협착증이 심해 걷기 불편한 상태였다. 그런데 항노화 관리 후 10kg을 감량한 뒤 캐나다 로키산맥으로 여행을 떠나기도 했다. 처음 내 진료실에 왔을 땐 혼자서 걷지 못해 아들이 모시고 왔었는데 지금은 과거를 상상할 수 없을 정도로 팔팔하다.

이처럼 몸이 건강해진 걸 느끼면 없던 호기심이나 활기가 생긴다. 긍정적인 에너지를 발산하며 모든 활동에서 나이와 상관없이 자신을 젊은 노년으로 만들어주는 것이다.

나를 찾아온 사람 중에는 88세 어르신도 있다. 처진 피부를 관리하기 위해 레이저 리프팅 시술을 원하셨다. "나는 어차피 90세까지만 살 거라 1년만 효과 있으면 돼"라고 말씀하셨는데, 1년 뒤 89세에 똑같은 시술을 받으러 다시 나를 찾아오셨다.

"내가 그동안 쭈글쭈글한 얼굴을 보기가 싫어서 거울은 거들떠보지도 않았는데 이거 하고 미용실에 가서 살짝 거울을 봤더니 괜찮더라고."

1년 전보다 환한 얼굴로 말씀하시는 모습을 보니 어르신이 10년은 젊어지신 것 같은 느낌이 들었다. 이분은 90세가 되어도 내 진료실을 찾아오실 것 같다.

항노화 관리의 스펙트럼이 점점 넓어지고 있다. 불과 10년 전만해도 나를 찾아오는 최고령자는 60대였다. 그런데 이제는 70대 어머님도 살 빼러 오시고, 80대 어르신도 피부 관리를 받으러 오신다. 더 이상 60대를 노년기라 말할 수 없게 된 것이다.

안티에이징에 나이 제한은 없다. 오히려 나이가 들수록 더욱 신경을 써야지, 나이가 들었다고 '이제 와서 뭘'이란 생각을 하면 안 된다. 실제 나이보다 열 살 젊어 보이는 사람들의 비밀이 바로 이것이다. 이들은 자신이 나이 들었다고 생각하지 않는다. 나이가 들수록 더 자신을 돌보고, 과거에는 하지 않았던 도전을 하며 더욱 활기찬 일상을 가꾸는 데 집중한다.

내가 나이 드는 이유는 나이를 먹었다고 생각하는 나 자신 때문이다. 인도의 아유르베다와 현대 의학을 접목한 의학자 디팩 초프라Deepak Chopra는 자신의 저서 《사람은 늙지 않는다 Ageless body, Timeless mind(1994)》에서 '노화 현상을 바꾸는 힘은 의식에 있다'고 말했다. 노화는 필연이 아니라 학습된 것이라서 우리를 늙게 만드는 행동을 떨쳐버리고, 새로운 믿음을 받아들이면 새로운 기회로 나아갈 수 있다고 말이다. 나 역시 그의 의견에 동의한다. 노화는 평등하게 오는 게 아니라 성별, 계층, 생활 습관 등에 따라 다른 특성을 보이는 이질적인 면모를 지니기 때문이다.

많은 사람들이 나이가 들면 당연히 쇠약해지고 활력도 떨어진다고 생각한다. 그러나 이는 학습된 것이다. 나는 성공적인 노화란 '9988234'라고 생각한다. 99세까지 팔팔(88)하게 살다가, 즉 최고의 건강 상태를 끝까지 유지하다가 2~3일만 앓고 죽는다(4)는 뜻이다.

생리적 나이와 상관없이 해가 바뀔수록 기대되는 삶을 만들어 갈 수 있다면 남들이 말하는 동안의 범주에 우리도 얼마든지 포함될 수 있다. 나이 때문에 하지 못할 일은 없고, 나이 때문에 포기해야 하는 일은 더더욱 없어야 한다.

# 06

# 우아하게 나이 드는
# 사람들의 공통점

내 진료실에 찾아오는 한 40대 여성은 처음 만날 당시에 무기력증에 빠져 있었다. 그 당시 그녀의 나이는 30대 중반이었다. 20대에 아이 셋을 연달아 출산하느라 10년간 육아만 해왔다고 한다. 그녀가 나를 처음 찾아왔을 때 이렇게 말했다.

"거울 보기가 싫어졌어요."

거울 보기가 싫다고 하기엔 그녀의 외모는 너무나 준수했다. 체중도 적정 체중을 유지하고 있었다. 그녀의 이야기를 들어보니 외모가 아닌 마음의 문제였다. 남들보다 이른 나이에 출산과 육아를 전담한 그녀는 한창 꽃다운 20대를 본인만 누리지 못한 것 같아 억울하다고 했다. 거울에 비친 외모가 20대 리즈 시절만 못해 보이자 보상심리가 발동한 거였다. 나는 간단한 탄력 관리를 해준 후 그녀를 돌려보냈다.

40대가 된 지금, 그녀에게서 무기력증을 앓던 흔적은 찾아볼 수 없다. 그 비결이 궁금해 하루는 그녀에게 물어봤다. 대답은 예상 밖이었다.

"운동을 하고 있어요. 주 3회 퍼스널 트레이닝을 받고, 주 2회 필라테스를 규칙적으로 하고 있어요. 가끔 친구들과 그룹 댄스를 배우러 다니기도 하고요."

"그 정도로 운동하세요?"

"이 시간만큼은 오롯이 나를 위한 시간 같아요."

그녀는 운동, 즉 건강으로 향하는 자기 관리를 1순위로 두고 생활하고 있었다. 그녀가 돈과 시간이 많아서 이런 생활이 가능한 건 아니다. 그녀의 일상도 일반 직장인 못지않게 바쁜 스케줄로 가득하다. 바쁜 와중에 사신을 위한 시간, 건강을 위한 시간으로 운동 스케줄을 따로 빼놓는 것이다.

이러한 자기 관리는 생각보다 어렵다. 생활 습관을 만드는 게 문제가 아니다. 40대 후반이 되면 갱년기 우울증이 오면서 호르몬 변화가 생겨 내가 나를 통제하는 게 잘 안 된다. 아무것도 하기 싫고 만사가 귀찮은 무기력증이 갱년기 우울증으로 나타나기 쉬운데, 이를 극복하고 활기찬 항노화 관리를 하는 건 생각처럼 잘되지 않는다.

특히 여성의 경우 폐경을 하게 되면 여성 호르몬인 에스트로겐 농도가 급격히 떨어진다. 그 결과 뇌에도 변화가 생길 수 있다. '우울하다' '행복하다' '기분 좋다' 등의 감정을 느끼게 하는 신경 전달 물질, 즉 행복 호르몬이라고도 하는 세로토닌과 도파민이 에스트로겐 농도와 함께 떨어지기 때문이다.

아이들 모두 대학교에 보내고 노후자금도 마련해놓으면 주변에서 "이제 한숨 돌리고 인생을 즐길 수 있겠네요"라고 말하지만, 정작 본인은 '내가 지금 사라져도 아무도 아쉬워하지 않겠구나'라는 생각이 들기도 한다. 가족들이 마음을 써주고 남편이 외식이나 여행, 쇼핑을 권해도 모두 의미 없게 느껴진다. 툭 터놓고 말을 안 해서 그렇지 이런 마음을 느끼는 중년 여성들이 의외로 많다.

누구에게나 이런 시기가 온다. 우울한 마음이 든다고 해서 깜짝 놀랄 게 아니라 어떻게 하면 건강하게 극복할 수 있을지 그 방법을 찾는 게 중요하다. 그리고 그 방법은 앞서 이야기한 항노화 관리와 일맥상통한다. 아무리 바빠도 나를 위한 시간을 내고 자기 관리를 위해 꾸준히 운동하는 것이다. 나를 위한 생활 습관을 가진 사람은 이러한 시기가 닥쳐와도 바닥까지 무너지지 않고 비교적 수월하고 우아하게 지나갈 수 있다. 건강을 우선순위로 삼고 운동을 했기에 호르몬 변화를 조금은 덜 예민하게 느낄 수 있는 덕분이기도 하다.

나를 1순위로 두는 사람은 때때로 "무슨 고3 엄마가 저렇게 자기 관리를 해?"라는 수군거림을 듣기도 한다. 그러나 나를 위한 삶에 몰두한다고 해서 나쁜 엄마, 나쁜 아내, 나쁜 며느리가 되는 건 절대 아니다. 시대가 바뀌었다. 우리는 희생이 가득했던 부모 세대와 다르지 않은가. 결국 우아하게 나이 드는 굿에이징good aging 은 나를 잃지 않는 방향으로 가야 한다. 그래야 자존감을 챙기면서 삶의 활력을 잃지 않을 수 있다. 이건 이기적인 게 아니라 건강한 노화, 성공하는 노화의 시작점이다. 내 삶에 내가 없는 사람은 나이가 들수록 부쩍 늙는 것을 봐오지 않았던가.

내가 나를 사랑하는 마음이 있어야 가족과도 잘 지낼 수 있다. 아이 학원비 보태느라, 배우자에게 좋은 옷 사주느라 나에게 돈을 써본 적이 없는 사람은 시간이 흐를수록 자신을 초라하게 느낀다. 그렇게 50대 중반이 되면 부모님이 아프기 시작해 간병하느라 지친다. 도무지 내 인생에 내가 없는 느낌이 든다.

이러한 굴레에서 벗어나려면 지금부터라도 나를 더 챙기는 삶을 생각해야 한다. 나를 위한 시간도 내고 나를 위한 투자도 하는 것이다. 그 과정이 쌓여야 나중에 호르몬 변화가 급격히 일어나는 중년이 되어도 쉽게 흔들리지 않는다. 내가 나를 잘 챙기며 살았기 때문이다. 갑자기 나를 우선순위에 두는 게 쉽지 않겠지만, 나를 대접할 줄 알아야 남들도 나를 존중해준다. 그래야 내가 속한 공동체에서 자존감을 지키고, 내 존재를 잃지 않을 수 있다.

나를 소중하게 여기는 사람은 항상 하고 싶은 일이 있다. 하고 싶은 일이 있다는 건 에너지가 있다는 뜻이다. 바로 이것이 삶에 활력이 도는 비결이기도 하다. 내가 진료실에서 만나는 사람들 중 활기찬 은퇴자들은 하나같이 낯선 분야에 도전하는 일이 있다. 요리를 시작하거나, 외국어를 배우거나, 여행을 떠나기도 하고, 심지어는 외국에 나가 새로운 공부를 하기도 한다.

50대에 접어든 나 역시 미래 취미를 고민하게 됐다. 청담동 개인 병원을 접고 남편과 함께 동네 주치의가 되기 위해 신반포에 개원한 것도 그러한 고민의 결과였다. 기본과 원칙을 지키며 전문화된 최상의 진료로 신뢰받는 병원, 가족 같은 마음으로 바르게 치료하는 병원이 우리의 철학이다. 즐겁고 건강하게 나이 드는 게 목표인 만큼 나를 지나치게 소모하지 않고 일하면서, 내 진료실을 찾아온 사람들과 함께 성공적인 젊은 노년을 보낼 수 있도록 미래의 나를 탐구해야 했다.

어떻게 하면 60대 이후를 재미있게 보낼 수 있을까 고민하다 보니 20대에 도전하지 못했던 어학연수를 생각하게 되고, 전시회를 가거나 시를 읽는 노력도 하게 됐다. 새로운 경험을 상상하는 것만으로도 금세 즐거워졌다.

이러한 즐거움이 우아하게 나이 드는 비결의 모든 것이다. 실제로 내가 진료실에서 오랜 세월 마주해온 연예인과 유명인들은 이를 이미 오래전부터 실천해왔다. 나를 찾아오는 사람들은 어디가 아파서 오는 경우보다 아프기 전에 미리 관리하기 위해 오는 경우가 훨씬 더 많다. 현재 건강 상태를 유지해야 하고 싶은 일을 더 오랫동안 마음껏 즐길 수 있다는 사실을 알기 때문이다.

과거에 지나치게 바쁜 생활을 했던 나는 불면증으로 호되게 고생하고 나서야 건강을 챙기고 즐거운 노년을 위한 고민을 시작하지만, 이를 너무 아쉬워하지 않는다. 사실 많이 늦은 것도 아니다. 고민의 방향성이 제대로 향해 있다면 얼마든지 우아하게 나이 드는 궤도로 진입할 수 있다. 나 역시 만사가 무기력했던 40대의 번아웃 상태에서 벗어나기까지 이러한 고민이 큰 도움이 됐다.

나를 우선순위에 두고 즐거운 삶을 적극적으로 찾아 나서자. 재미있는 걸 추구하는 인생이 곧 우아하게 나이 드는 삶이다.

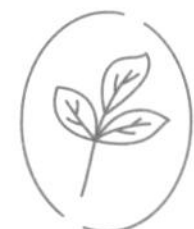

# 2

# 나잇살로 몸매가
# 망가지지 않는 방법

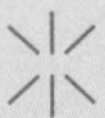

많은 사람들이 나이가 들수록 나잇살이 생기고 당연하게 살이 찐다고 생각한다. 배가 나오고 허리둘레가 점점 늘어나는 것을 노화의 과정이라고 여긴다. 과연 그럴까?

세계적인 심장병 전문의 리 골드먼Lee Goldman의 책《진화의 배신 Too Much of a Good Thing(2015)》을 보면 현대인이 살찔 수밖에 없는 이유가 드러나 있다. 언제 끼니를 해결할지 알 수 없었던 수렵 시대의 인류는 식량이 부족할 때를 대비해 잉여 에너지를 지방 세포에 저장하는 유전자를 갖게 되었다. 그 덕분에 한동안 음식을 먹지 않아도 바로 굶어 죽지 않고 생존할 수 있었다.

그런데 축복과도 같았던 이 유전자는 언제든 배불리 먹을 수 있는 지금에 이르러 재앙이 되었다. 잉여 에너지가 지방 세포에 쌓일수록 사람들은 급격히 살이 쪘다. 그야말로 진화의 배신이 아닐 수 없다. 비만은 진화의 부작용과도 같다. 세상이 급격하게 변하는 속도와 달리 우리의 유전자는 아직 과거에 그대로 머물러 있다. 게다가 기술 발달로 사람들의 신체 활동이 급격히 줄었다. 우리나라 성인의 1/3 이상이 비만이지만 비만과의 전쟁에서 이기기는 생각보다 쉽지 않다.

체중 관리를 위해 나를 찾아오는 사람들은 40~70대가 대부분이다. 20~30대는 신진대사가 활발한 편이라 살과의 싸움에서 비교적 유리하다. 하지만 40대부터는 상황이 달라진다. 식사량을 줄이고 몸을 더 움직이는데도 살이 잘 안 빠진다. 많은 사람들이 순순히 받아들이는 나잇살의 등장이다. 나이가 들수록 신진대사의 기능이 떨어져 같은 양의 음식을 먹고도 살이 찌는 측면에서 보면, 체중 증가는 노화의 한 과정이라고 말할 수 있다.

문제는 나잇살이 건강하게 나이 드는 것을 방해하는 큰 주범이라는 점이다. 그래서 체중 관리는 항노화 관리에서 빼놓을 수 없다. 그렇다면 항노화 관리를 잘하는 사람들은 어떨까? 이들은 나이가 들어도 나잇살로부터 자유로운 경우가 많다. 이들은 노화의 한 과정이지만 건강을 위협하는 질병이기도 한 나잇살을 자신의 몸에 꼭 맞는 '맞춤 의학'으로 관리하기 때문이다.

나이가 들수록 '신체의 기능이 떨어져서' '예전보다 더 먹어서' '덜 움직여서' 등의 이유로 살이 찐다는 시각은 너무나 단편적이다. 우리 몸은 그렇게 단순하지 않다. 놀랍게도 더 적게 먹고 더 많이 움직여도 살찌는 사람이 있고, 운동을 열심히 할수록 살이 빠지기는커녕 오히려 체중이 증가하는 사람도 있다. 유행하는 다이어트 중에서 탄수화물을 줄이고 지방을 많이 먹는 '저탄고지 식이 요법'을 똑같이 해도 누구는 살이 빠지지만 누구는 아무런 효과를 얻지 못하는 경우도 있다.

나와 오랜 인연을 맺으며 항노화 관리를 철저하게 해온 사람들은 유행하는 다이어트 방법이 사람마다 다양한 결과로 나타난다는 점을 잘 안다. 그래서 무턱대고 유행하는 다이어트를 시도하기보다 자신의 몸에 맞는 과학적이고 체계적인 방식으로 체중 관리에 접근한다. 그 결과 이들은 나이가 들어도 나잇살을 가뿐하게 피할 수 있는 것이다.

요즘에는 비만 치료를 정밀 의학이라고 말한다. 지금까지의 의학이 평균적 의학이었다면 이제는 개인별로 유전자와 라이프 스타일을 고려하는 것이다. 그래서 최근에는 유전자에 따른 개인차를 인정하고 맞춤 치료로 접근하기 시작했다.

리 골드먼 박사의 말처럼, 비만이 진화의 부작용이라면 치료가 가능한 질병으로 생각할 수 있어야 한다. 질병이 생기는 원인은 사람마다 다르다. 이러한 시각으로 나잇살을 대하는 사람들은 나잇살을 노화의 과정에서 가뿐하게 생략할 수 있게 되었다.

그렇다면 맞춤 치료 측면으로 접근하는 나잇살 관리법은 무엇일까? 내 몸에 꼭 맞는 방법으로 살을 뺄 수 있는 방법은 크게 다음의 네 가지로 구분된다.

① 나는 어떤 '비만 유전자'를 가지고 있는가?
② 살이 빠지지 않도록 만드는 '호르몬 불균형'은 무엇인가?
③ 나의 '장 상태'에는 문제가 없는가?
④ 에너지를 발산하는 '대사'가 원활히 이뤄지는가?

이 네 가지 항목에서 모든 사람들이 똑같은 문제를 갖고 있는 것은 아니다. 나잇살을 맞춤 처방으로 접근해야 하는 이유가 여기에 있다. 덜 먹고 더 움직이는데도 살이 빠지지 않는 이유도 마찬가지다. 위 네 가지 항목에서 내가 가진 문제와 해결책을 정확히 파악한다면 지난날 지독하게 빠지지 않았던 숨은 5kg 정도는 자연스럽게 빠지게 된다. 각 항목의 구체적인 내용을 알아보자.

# 01

# 살찌는 유전자를 잡아야
# 나잇살이 찌지 않는다

우리 몸에는 비만을 일으키는 유전자가 수백, 수천 개나 된다. 비만 유전자가 존재한다는 말은 내가 미련하게 많이 먹어서, 게을러서 살이 찌는 게 아니라는 뜻이다. 그러니 살을 빼지 못하는 자신을 의지박약이라고 탓하거나, TV 속 연예인의 날씬한 모습을 보면서 자괴감에 빠지는 일이 없었으면 좋겠다.

비만의 주된 요인은 많이 먹고 덜 움직이는 것일 수 있지만 이러한 생활 습관뿐만 아니라 사람마다 개인 차이가 존재한다. 누구는 먹는 양에 비해 살이 안 찌는 것처럼 보이고, 누구는 얼마 먹지도 않는데 살이 찌지 않은가. 이것은 유전적인 차이 때문에 나타나는 현상이다.

1990년대에 인간유전체사업이 본격화되면서 2003년에 비로소 인간의 유전자 지도genome map가 완성됐다. 그로 인해 질병 예측이

가능해지고 맞춤 의료가 도입됐다. 2만3천 개의 유전자 분석을 통해 개인의 유전자 변이에 따라 같은 음식을 먹어도 영양소의 대사와 작용이 다르며, 내가 먹은 음식이 유전자 기능과 유전자 발현을 바꿀 수 있다는 사실이 밝혀졌다.

체중 증가와 비만에 영향을 주는 요인을 분석하면 유전적 요인이 40~60%를 차지한다. 이 말은 곧, 나를 힘들게 하는 비만 유전자가 무엇인지를 알면 체중 증가를 손쉽게 해결할 수 있다는 뜻이기도 하다. 다양한 비만 유전자 검사 중 대표적으로 실시하는 세가지를 소개한다.

## 탄수화물을 지방으로 바꾸는 유전자

FTO 유전자는 탄수화물을 지방으로 바꾸는 역할을 한다. 이 유전자에 변이가 생기면 탄수화물을 지방으로 바꾸는 속도가 보통 사람보다 훨씬 빨라진다. 식욕이 증가하고 포만감이 낮아지며 지방 세포의 에너지 소모가 줄어들기도 한다. 그래서 정상인보다 비만 위험이 약 1.3배 높아진다. 이 경우 나이가 들어서 살이 찌기보다 어릴 때부터 비만이었을 확률이 높다.

FTO 유전자는 국제과학저널 〈네이처Nature〉가 꼽은 비만 연구의 대표적인 유전자다. 하지만 FTO 유전자 변이가 없다고 해서 평생 날씬하게 사는 것도 아니고, FTO 유전자 변이가 생긴다고 해서 100% 비만이 되는 것도 아니다. 또한 서양인의 경우 약 70%가 FTO 유전자 변이를 보이는 반면, 한국인은 30%도 채 되지 않아 인종 간의 차이가 있기도 하다.



### 지방이 쌓이는 속도를 늦추는 방법

FTO 유전자 변이를 보이는 사람이 탄수화물을 적게 먹고 지방을 많이 먹는 '저탄고지' 다이어트를 하면 별 효과가 없다. 이 유전자 변이가 있는 사람은 지방을 쌓아두는 속도가 일반 사람보다 빠르기 때문에 지방을 많이 먹는 건 전혀 도움이 되지 않는다. 탄수화물을 줄이고 지방 분해를 활성화시키겠다는 계획이 실패할 수밖에 없다. 물론 탄수화물 섭취도 주의해야 한다. 다른 사람에 비해 탄수화물이 지방으로 잘 저장 되는 편이기 때문이다. 이들은 '복합 탄수화물 저지방 식사'를 해야 체중 감량에 도움이 되고, 복부 비만의 위험을 낮출 수 있다.

또한 에너지를 지방으로 쌓는 속도를 늦추기 위해 운동을 병행해야 한다. 운동을 지속적으로 할수록 심혈관 질환의 위험도를 낮출 수 있다. 만약 약물의 도움을 받고 싶다면 경구용 지방 흡수 억제제인 제니칼xenical의 도움을 받는 것도 방법이다. 또한 지방 대사를 원활하게 하는 영양제인 엘카르니틴 l-carnitine을 평소에 챙겨 먹는 것도 좋다. 엘카르니틴은 지방이 에너지로 변환되는 과정을 도와주며, 지방을 낮추고 에너지 효율을 높여 다이어트뿐 아니라 피로를 푸는 데에도 도움이 된다.

## 식욕 조절을 못하는 유전자

우리는 음식을 무한정 먹을 수 없다. 식사량을 조절하는 메커니즘이 있는 덕분이다. 그래서 어느 정도 배가 부르면 숟가락을 놓을 수 있다. 그래야 정상이다. 그런데 식욕 조절 유전자인 MC4R 유전자에 문제가 있는 사람은 배고픔과 포만감을 느끼는 경로에 문제가 생겨 배가 부른데도 식욕이 줄지 않아 음식을 계속 먹게 된다.

특히 늦은 밤에 야식을 습관처럼 먹는 것 역시 이 유전자의 영향을 받아서 그렇다. 국제학술지 〈응용생리학, 영양, 신진대사지Appl Physiol Nutr Metab(2016)〉에서는 MC4R 유전자에 변이가 생긴 사람이 야식을 더 많이 먹는다는 내용의 논문을 소개하기도 했다. 그러니 식욕이 있는 사람, 음식을 많이 먹는 사람을 무턱대고 나무라면 안 된다. 자신의 의지가 아닌 유전자에 의해 고통 받는 것이기 때문이다.

### how to 식욕 조절 유전자를 관리하는 방법

MC4R 유전자 변이의 대처 방법으로는 폭식을 할 것 같은 상황에 대비하는 것이 가장 효과적이다. 예를 들어 한밤중에 음식을 찾을 것 같으면 요거트나 아몬드처럼 건강한 간식을 준비하거나, 일찍 잠자리에 드는 등 유전자의 영향에 휘둘리지 않게끔 라이프 스타일에 변화를 주는 식이다.

또한 밥그릇에 있는 밥을 다 먹고도 무언가를 더 먹고 싶을 땐 바로 양치질을 하는 습관을 늘이는 것도 좋다. 식욕을 관리하는 방향으로 생활 습관 개선이 이뤄지는 게 가장 좋다. 만약 약물치료를 원한다면 식욕 억제제가 가장 효과적이다. 식욕을 줄이고 포만감을 오래 유지하기 위해서는 단백질이 풍부한 식사나 단백질 파우더, 섬유질이 들어간 영양제를 평소에 챙겨 먹는 것도 도움이 된다.

## 스트레스를 받으면 폭식하는 유전자

만약 남자친구와 헤어진 후 집에서 치킨이나 피자 등 배달 음식을 주문해 정신없이 먹은 경험이 있다면, 이는 스트레스에 반응하는 BDNF 유전자 때문이다. BDNF 유전자는 스트레스와 우울감 등의 감정과 관련돼 있다. 변이가 생길 경우 스트레스성 폭식으로 비만이 될 확률이 아주 높다. 특히 한국인에게 이 유전자의 변이가 많은 편이다. 우울감에 동반된 폭식인 셈이다.

사람은 사회적 동물이다. 사회생활을 하며 사람들과 어울리는 동안 스트레스를 받을 수밖에 없는데, 이때 나도 모르게 폭식을 하게 된다면 BDNF 유전자의 영향이라고 봐야 한다. 우울감에 대한 보상 작용으로 나타나는 현상으로 스트레스에 취약한 사람에게 많이 나타난다.

**how to** **스트레스성 폭식 유전자를 관리하는 방법**

BDNF 유전자 변이의 경우 병원에서는 스트레스성 폭식을 무조건 참으라는 대신 항우울제 계열의 식욕 조절제를 처방하기도 한다. 행복 호르몬인 세로토닌의 선택적 재흡수를 막는 세로토닌계의 식욕 억제제는 우울한 기분이 나아지게 돕는다. 그로 인해 분노와 우울 등의 기분이 괜찮아지면서 음식으로 스트레스를 푸는 일이 줄어든다. 항우울제를 먹는 건 몸에 해로운 것이 아니다. 짜증나고 답답할 때 약의 도움을 받으면 마음이 어느 정도 편안해지면서 음식이 없어도 할 일을 할 수 있게 된다. 스트레스를 완화하는 데 도움이 되는 테아닌, 마그네슘, 비타민 B6, 트립토판 등의 영양제도 추천한다.

또한 스트레스를 적극적으로 푸는 방법을 찾는 것도 좋다. 마사지를 받거나 명상을 하거나 춤을 추는 등 자신에게 맞는 스트레스 해소법을 찾는 것이 대안이 될 수 있다.

이처럼 스트레스성 폭식을 할 때 유전자를 다루는 방법을 찾아야지, 자신을 탓하는 것은 아무런 도움이 되지 않는다. 무엇보다 스트레스를 먹는 것으로 풀지 않도록 주의한다면 BDNF 유전자의 변이가 비만으로 연결되는 일이 줄어들 것이다.

이처럼 나잇살은 과학적으로 접근할 필요가 있다. 내가 가진 유전적인 문제가 무엇인지를 정확히 파악하고 그 문제에 가장 적합한 방법으로 해결하는 합리적인 솔루션을 찾아야 한다. 내 의지만으로는 유전자에 대항하거나 유전자 자체를 바꿀 수 없기 때문이다. 남들이 좋다고 말하는 방법이 아닌, 나에게 꼭 맞는 방법을 찾고 자신의 뇌가 제대로 반응하게 되면 그동안 나를 괴롭혀 왔던 나잇살이 자연스럽게 빠진다. 그러니 비만은 '유전자에 의해 결정된다'는 운명을 탓할 필요 없다. 이제 유전자의 기능도 바꿀 수 있는 세상이기 때문이다.

이러한 유전자 검사는 혈액 검사로 간단하게 할 수 있다. 유전자 검사가 보편적으로 이뤄지지 않았던 과거에는 100만 원 상당의 검사비가 부담됐지만, 이제는 15만 원 정도를 지불하고 열흘 정도만 기다리면 쉽게 검사 결과를 알 수 있다. 다음 62쪽은 유전자 검사 결과지 예시다.

# 체질량지수 검사에 따른 비만 유전자 결과지 예시

| 검사<br>항목 | 세부 항목 | 검사<br>유전자 | 유전자 설명 | 유전자별<br>검사 | 종합<br>결과 |
|---|---|---|---|---|---|
| 체질량<br>지수 | FTO 검사 | FTO | 남은 열량을 지방으로 저장하는 유전자 | 보통 | 보통 |
| | MC4R 검사 | MC4R | 식욕 조절을 통해 에너지 섭취 균형을 맞추는 유전자 | 주의 | 주의 |
| | BDNF 검사 | BDNF | 스트레스나 우울증에 대한 보상 작용으로 음식 섭취를 조절하는 유전자 | 양호 | 양호 |

· 양호 : 유전적으로 해당 항목의 위험도가 상대적으로 낮음을 의미한다. 따라서 특별한 추천 식품은 제안하지 않는다.
· 보통 : 양호에 비해 해당 항목의 위험도가 상대적으로 조금 높은 상태를 의미한다. 결과에 따라 본인 유전자 타입에 적절한 식품 섭취가 필요하다.
· 주의 : 유전적으로 해당 항목의 위험도가 높음을 의미한다. 본인 유전자 타입에 맞춤 관리와 식품 섭취가 필요하다.

# MC4R 유전자 검사 결과지 예시

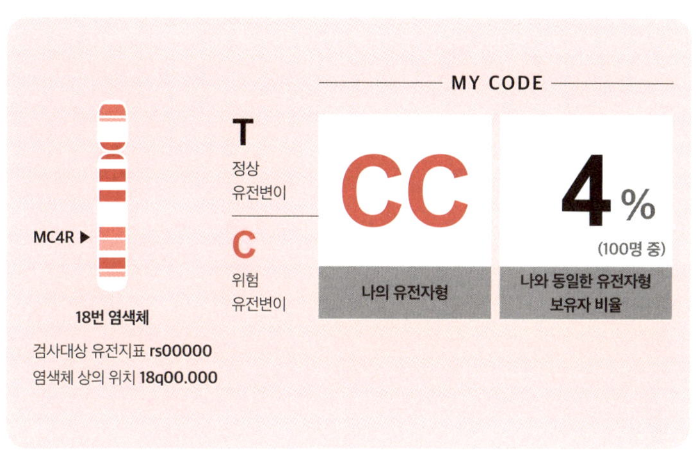


## 대립 유전변이 빈도

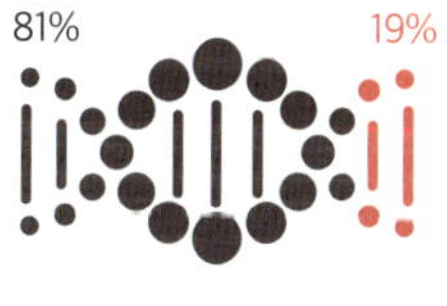


● T정상 유전변이 : 81%
● C위험 유전변이 : 19%

## 나의 유전자는 '주의'입니다

· CC : 당신은 위험 유전변이를 2개 가지고 있다.
· 위험 유전변이를 가지고 있으면 유전변이 당 BMI(신체질량지수) 수치가 0.2~0.3kg/m² 씩 증가될 수 있다.
· 위험 유전변이를 가지는 경우 지방과 단백질 섭취량이 높은 경향이 있다.
· 위험 유전변이를 가지는 경우 간식을 자주 섭취하는 경향이 있다.

　　200개에 달하는 비만 유전자 검사를 전부 하기에는 비용이 상당하기 때문에 앞서 예로 든 세 가지 비만 유전자 검사를 주로 하는 편이 좋다. 비만 유전자 검사 결과는 전문의와 상의하여 소인을 파악한 후 처방을 받는 것이 바람직하다.

　　혈액 검사로 비만 유전자를 알아내는 것뿐만 아니라 나에게 어떤 질환이 잠재되어 있는지도 알 수 있다. 만약 가족력에 위암이 있다면 나에게 위암의 소인이 있는지 알아볼 수 있는 것이다. 내가 혈압에 문제가 있어 약을 먹어야 한다면 남들이 먹는 똑같은 혈압 약을 먹는 대신 유전자 검사 결과에 따라 나에게 가장 효과적인 약을 처방받는 것도 가능하다.

# 02

# 나잇살이 찌는 이유는 호르몬 불균형 때문이다(1)

## 과하면 체내에 지방을 쌓는 인슐린 호르몬

나는 과식하고 싶은 마음이 없는데 내 마음과 달리 음식을 많이 먹게 되는 경우가 있다. 이럴 때는 호르몬 불균형의 문제가 아닌지 의심해봐야 한다. 내가 하는 잘못된 행동은 균형이 깨진 호르몬의 지시를 받고 움직일 때가 많기 때문이다. 불균형 상태의 호르몬은 우리 뇌에 영향을 주어 배가 부른데도 계속 음식을 먹게 하는 식으로 이상 행동을 하게 한다.

반면 적게 먹고 많이 움직여도 살이 안 빠지는 건 어딘가 문제가 있다는 뜻이다. 그 문제 역시 원인을 호르몬에서도 찾을 수 있다. 자신이 원해서 비만이 되는 사람은 없다. 그러니 나를 살찌게 만드는 호르몬 불균형을 찾아 문제를 해결하는 게 가장 현실적이고 효과가 빠른 방법이다.

내 진료실에 찾아오는 사람들의 체중 관리 역시 균형을 잃은 호르몬을 바로잡는 방법으로 이뤄진다. 체중 조절에 문제가 되는 호르몬은 인슐린 호르몬, 성장 호르몬, 성 호르몬, 스트레스 호르몬, 갑상선 호르몬, DHEA 회춘 호르몬, 비타민D(영양소보다 호르몬에 가깝다) 등이 있다. 이 책에서는 대표적인 세 가지 비만 호르몬에 대해서 알아보려 한다.

## 인슐린 호르몬 불균형과 체중의 관계

다이어트를 할 때 탄수화물 섭취를 줄이라고 말하는 이유는 단 하나다. 탄수화물인 포도당이 에너지 원료로 사용된 후 남으면 지방으로 쌓이기 때문이다. 탄수화물을 적당히 먹으면 전혀 문제 될 게 없지만, 탄수화물 위주의 식사를 할 경우 다이어트와 점점 멀어지게 된다.

19세 이상 한국인의 영양소 섭취 기준은 탄수화물 55~65%, 지방 15~30%, 단백질 7~20%이다. 그런데 대부분의 한국인 식단은 탄수화물 비율이 70~80%에 달한다. 특히 50대 이후의 여성 중에는 탄수화물 중독에 가까운 증상으로 단백질 음식은 안 먹고 밥, 떡, 빵 등을 자주 먹는 경우가 있다. 한 끼에 탄수화물이 80% 이상 차지하는 식사를 하는 것이다. 이렇게 먹고 '기름진 음식을 안 먹는데 살이 찐다'고 말하니 안타까울 따름이다.

탄수화물의 과도한 섭취가 문제되는 건 인슐린insulin 호르몬의 균형이 깨지기 때문이다. 우리 몸은 탄수화물을 섭취하면 췌장에서 인슐린이 분비된다. 인슐린은 혈중 포도당을 세포로 빠르게 이동시키는 역할을 한다. 포도당이 세포로 흡수되어 에너지로 사용되는 이러한 과정을 통해 혈당이 조절된다. 우리가 음식을 입에 넣고 30회 이상 씹으면 침에서 아밀라아제 효소가 나오고, 췌장과 쓸개에서 소화 효소가 분비된다. 동시에 소화 기관에서 뇌에 포만감 신호를 전달한다. 이렇듯 우리 몸은 식욕 조절 시스템을 가지고 있다.

그런데 우리 몸이 혈당을 충분히 낮추기 전에 계속 음식이 들어온다고 가정해보자. 세포와 소화 기관이 일을 쉴 새 없이 해도 혈당이 높게 유지되어 효과가 없게 된다. 이것이 바로 우리가 흔히 말하는 '인슐린 저항성'이 생긴 상태다. 항생제를 자주 쓸 경우 내성이 생겨 효과가 약해지는 것처럼 과식이나 폭식, 탄수화물 중독 등의 식사를 계속하게 되면 인슐린 저항성이 생긴다. 인슐린 저항성이 생긴 몸은 고인슐린 혈중이 된다.

과체중인 사람 상당수가 인슐린 저항성에 해당된다. 혈중 인슐린 분비가 안정되면 지방 분해가 잘 되고 에너지 대사가 활발하게 이루어져 살이 빠지는 반면, 인슐린 분비가 과잉되어 인슐린 작용이 저하되면 지방이 쌓이고 살이 찐다. 인슐린 저항성이 매번 이슈가 되는 것은 인슐린 신호에 문제가 생기면 여러 질병이 생기고 수명이 단축되며 노화가 촉진되기 때문이다.

앞서 말했듯, 인슐린은 세포가 당을 에너지원으로 쓸 수 있도록 돕는 역할을 한다. 만약 우리가 끊임없이 단 음식이나 탄수화물 위주의 식사를 한다면, 또는 소화 기능에 무리가 갈 정도로 계속 무언가를 먹는다면, 혈당이 지속적으로 높은 상태가 된다. 우리 몸은 높은 혈당을 처리하기 위해 인슐린을 과다하게 분비하게 된다. 이때 에너지로 사용되지 못한 당은 중성 지방이라는 형태로 지방 세포라는 저장 창고에 저장된다. 이러한 지방 저장 기능이 활발해지면 살이 찌는 것이다. 특히 뱃살과 내장 사이사이에 지방이 끼는 내장 지방의 형태로 나타나기 쉽다.

반대로 음식을 먹지 않으면 지친 췌장이 쉴 수 있게 되어 인슐린 저항성이 해소되고 저장하고 있던 에너지를 사용하게 된다. 에너지를 다 사용하면 지방 창고에서 지방을 꺼내 쓰게 되어 지방 분해 속도가 빨라진다. 이러한 이유로 인슐린 저항성이 높은 사람에게는 조금씩 식사량을 줄이기보다 저탄수화물 식단을 일정 기간 처방한다. 인슐린 감수성(인슐린 저항성 감소)이 좋아지도록 하여 저절로 살이 빠지는 몸이 되도록 말이다.

인슐린 저항성이 높은 사람들은 혈액 검사에서 공복 인슐린 수치와 중성 지방 수치가 높게 나타난다. 또한 당화 혈색소가 정상 범위를 벗어나 있으며 복부 비만인 점이 특징이다.

인슐린 저항성이 높은 사람은 혈액 검사를 받지 않아도 어느 정도 예상할 수 있다. 피부에 쥐젖이라고 불리는 스킨 태그skin tag 가 많이 생기거나 건강검진에서 지방간과 간 수치가 높게 나타나는 경향이 있다. 또한 허리둘레가 남성은 36인치 이상, 여성은 34인치 이상이면 인슐린 저항성이 있다고 봐야 한다.

## 인슐린 호르몬 불균형을 해결하는 저탄고단 식단

정상 체중인 사람은 밥을 먹고 2시간이 지나면 인슐린 농도가 빠르게 정상으로 회복된다. 반면 과체중이거나 비만인 사람은 인슐린 농도가 오래도록 높은 상태를 유지한다. 임상연구에서 인슐린 저항성을 정확하게 측정할 때 HOMA-IR 방법을 사용한다. 공복 혈당과 공복 인슐린 농도를 측정해 인슐린 저항성 정도를 계산하는 방법이다. 그러나 일반적으로 병원에서는 8시간 공복 상태에서 혈액 검사를 통해 공복 인슐린 농도를 측정하고 인슐린 저항성을 진단한다.

공복 인슐린 농도가 평균보다 너무 높아 정상 범위로 낮춰야 한다는 진단이 나오면 인슐린 호르몬 다이어트를 해야 한다. 인슐린 농도가 항상 높은 사람은 먹는 양을 줄여도 생각보다 살이 잘 안 빠진다. 다이어트 첫 2주간은 인슐린이 천천히 느리게 분비되도록 당지수(GI)가 낮은 저인슐린 식사를 해야 한다. 무조건 적게 먹거나 굶는 것으로는 문제가 해결되지 않는다는 뜻이다. 당지수(GI)란 섭취한 음식이 소화 과정에서 얼마나 빠르게 포도당으로 전환되어 혈당을 높이는가를 나타내는 수치이다.

"저는 생각보다 많이 안 먹는데 자꾸 살이 쪄요"라고 말하는 사람이 거짓말을 하는 것은 아니다. 정말 많이 안 먹는데, 오히려 남들보다 적게 먹는데 체중 변화가 없는 것은 인슐린 저항성처럼 호르몬 불균형이 원인일 확률이 상당히 높다.

그렇다면 인슐린 호르몬을 정상으로 되돌리기 위한 식사는 어떻게 하면 좋을까? 비만의 정도에 따라, 중성 지방 수치와 공복 인슐린 농도에 따라 7일 또는 14일 동안 엄격한 저인슐린 식단을 실천하면 된다. 먹는 양보다 더욱 중요한 건 어떤 식재료로 식단을 구성하는지다. 그동안 많이 들어온 저탄수화물 고지방 식사보다는 저탄수화물 고단백질 식사가 되어야 한다. 인슐린 호르몬 불균형일 때 체중 감량과 지방이 분해되는 몸을 만들려면 밥, 빵, 면 같은 탄수화물을 줄이고 줄인 비율만큼 단백질을 높이는 식사를 해야 한다.

〈미국 임상영양학저널American Journal of Clinical Nutrition(2005)〉에 실린 연구에 따르면, 인슐린 반응과 관련된 문제에는 저탄고단 식사가 더욱 효과적인 것으로 밝혀졌다. 저탄고단 식사는 4~5시간 간격으로 먹는 것이 중요하다. 과체중이거나 비만인 경우 저열량 식단과 저탄고단 식단을 결합해 실행하면 더욱 효과가 좋다.

고기에는 단백질뿐만 아니라 포화 지방도 들어있으므로 가능한 저포화 지방 고단백 식사를 추천한다. 탄수화물을 줄인 자리에 치즈, 요구르트, 달걀, 살코기, 생선을 먹으면 인슐린 농도가 자연스럽게 낮아진다. 고기를 못 먹는 경우에는 콩, 호두, 아몬드, 두유, 두부, 브로콜리, 아스파라거스, 시금치 등 식물성 단백질의 섭취를 늘리면 된다.

인슐린 수치가 안정되면 그때부터 지방을 분해하는 유전자 스위치가 켜진다. 그동안 지방 분해가 되기는커녕 지방이 쌓이기만 했던 몸이 지방을 분해하기 시작하는 것이다. 사람마다 다르지만 저탄고단 식단과 저열량 식단을 함께 실천하면 평균적으로 7일간 1.5~2kg이 감량하고, 14일간 지속하면 4~6kg이 감량하는 효과가 있다. 인슐린이 정상 수치에 접어들면서 체중 감량 속도가 나면 그때부터 탄수화물 섭취량을 늘려도 좋은데, 그렇다고 갑자기 살이 찌지는 않는다. 지방 분해가 시작되었기 때문에 예전보다 지방이 덜 쌓이기 때문이다. 다만 다시 탄수화물 위주의 식사가 되지 않도록 주의해야 한다.

간혹 고단백 식사가 신장에 문제를 일으키지 않는지 걱정하는 사람이 있다. 단백질의 기본 단위인 아미노산의 분해 과정에서 암모니아가 생성되는데, 독성 물질인 암모니아는 우리 몸에서 무해한 요소로 전환돼 신장으로 배출된다. 신장 기능이 정상인 사람이라면 고단백 식사가 문제가 되지 않으니 걱정하지 않아도 된다. 게다가 저탄고단 식사는 평생이 아닌 목표 체중 감량까지만 실천하는 식이 요법이다. 체중 감량을 위해 우리 몸이 지방 분해 스위치를 켜기까지 단기간만 실천하는 것이므로 문제가 없다.

저탄고단 식사를 할 때 주의할 점은 식사 시간을 규칙적으로 지키는 것이다. 인슐린 저항성은 정제 탄수화물을 많이 섭취해서 생기기도 하지만, 음식을 쉬지 않고 지속적으로 자주 먹어서 인슐린 농도가 계속 높은 상태를 유지할 때도 발생한다. 그러므로 식사를 4~5시간 간격으로 규칙적으로 해야 인슐린 농도가 낮게 유지되고 인슐린 호르몬 불균형을 해결할 수 있다.

# 저탄수화물 고단백질 식단표

| | 월 | 화 | 수 |
|---|---|---|---|
| **열량 (kcal)** | 1,094 | 1,165 | 1,088 |
| **영양소 비율 (%)** | 탄(10.8), 지(46.6), 단(42.6) | 탄(31.2), 지(37.2), 단(31.6) | 탄(20.8), 지(37.1), 단(42.1) |
| **아침** | 닭고기 구이 100g<br>방울토마토 200g (10개)<br>삶은 달걀 50g(1개) | 두부 스테이크 100g<br>사과 120g(1/2개)<br>버섯 브로콜리 볶음 (버섯 100g, 브로콜리 50g) | 닭고기 구이 100g<br>귤 60g(1개)<br>연두부찜 80g<br>채소 샐러드 220g |
| **점심** | 연두부 달걀찜 80g<br>삼치 구이 70g(1토막)<br>콩나물 무침 70g<br>청경채 무침 70g | 닭고기 월남쌈 (닭고기 50g, 채소 50g)<br>겨자 10g<br>새우 샐러드 170g | 고등어 두부쌈 (고등어살 80g, 두부 40g)<br>도라지 무침 50g<br>물김치 60g |
| **간식** | 아몬드 20g(10알) | 저지방 우유 200㎖(1컵) | 두유 200㎖(1컵) |
| **저녁** | 쇠고기 안심 스테이크 150g<br>브로콜리 양파 볶음 50g<br>케일 샐러드 70g | 연어 스테이크 (연어 100g, 아스파라거스 40g)<br>콩 볶음(강낭콩, 완두콩) 60g<br>양송이버섯 샐러드 & 발사믹드레싱 105g | 아스파라거스 닭가슴살 볶음 100g<br>두부 김치쌈 (두부 60g, 김치 40g)<br>시저 샐러드 140g |

| 목 | 금 | 토 | 일 |
| --- | --- | --- | --- |
| 1,002 | 963 | 986 | 1,024 |
| 탄(27.5), 지(34.6), 단(37.9) | 탄(13.0), 지(49.6), 단(37.4) | 탄(27.1), 지(38.3), 단(34.6) | 탄(27.5), 지(34.9), 단(37.6) |
| 두부 스테이크 100g<br>딸기 채소 샐러드 100g<br>오렌지 100g(1개) | 닭고기 구이 100g<br>방울토마토 200g(10개)<br>연두부<br>& 오리엔탈드레싱 80g | 두부 스테이크 100g<br>귤 60g(1개)<br>채소 샐러드 100g | 두부 스테이크 100g<br>오렌지 100g(1개)<br>오믈렛(흰자만) 150g |
| 오징어 초회<br>(오징어 120g, 초장 20g)<br>콜라비 50g<br>딸기 채소 샐러드 100g | 쇠고기 미역국<br>(쇠고기 30g, 미역 9g)<br>채소 샐러드 200g<br>달걀찜 25g | 쇠고기 샤부샤부<br>(국수, 국물 제외) 250g<br>양송이버섯 샐러드&발사믹드레싱 105g | 닭가슴살 볶음 200g<br>새우 샐러드&레몬드레싱 100g |
| 저지방 우유 200㎖(1컵) | 아몬드 20g(10알) | 저지방 우유 200㎖(1컵) | 저지방 우유 200㎖(1컵) |
| 쇠고기 등심 스테이크 150g<br>채소 볶음 100g<br>(양파, 당근, 양송이버섯)<br>채소 샐러드 110g | 닭고기 구이 100g<br>채소 볶음 100g<br>(호박, 가지, 양파, 파프리카) | 해물 구이 100g<br>채소 샐러드 200g | 연어 샐러드<br>& 레몬드레싱 100g<br>양파<br>파프리카 볶음 50g<br>달걀찜 50g |

참고로 인슐린 이야기가 나오면 '당뇨'를 떠올리는 사람들이 많을 것 같아 잠깐 언급하면, 인슐린 저항성이 심할수록 당뇨로 발전할 확률이 높다. 인슐린 저항성은 당뇨 전 단계라고 볼 수도 있다. 그래서 비만 인구가 늘면 당뇨 환자도 증가하는 것이다. 사람들이 당뇨를 두려워하는 이유는 '평생 약을 먹어야 한다' '콩팥 기능에 이상이 생겨 투석을 해야 한다' '합병증이 생긴다'는 이야기 때문이다. 그러나 요즘은 당뇨를 진단받은 지 2~3년 된 초기 환자가 체중을 10% 감량하면 당뇨 약을 끊고도 1~2년 동안 혈당이 정상으로 유지되는 경우가 많아졌다. 그래서 당뇨를 불치병이 아닌 거의 소멸된 상태로 보는 관해(완화)라고 말한다. 다시 체중이 증가하면 당뇨도 재발할 수 있기 때문에 완치라는 표현을 쓰지 않는다.

정상 체중은 결국 인슐린을 정상 농도로 만드는 것은 물론, 당뇨가 호전되는 아주 중요한 건강 지표가 된다. 노화의 한 과정으로 체중 증가를 바라보면 안 되는 이유가 바로 여기에 있다. 항노화 관리를 철저하게 하는 사람들이 미용을 위한 체중 감량이 아닌 항노화의 관점에서 체중 관리를 하는 것도 이러한 이유 때문이다.

## 인슐린 호르몬 불균형을 해결하는 데 케토제닉은 효과가 있을까?

케토제닉ketogenic 식단이란, 1일 총 섭취 열량에서 지방 섭취를 70% 이상 늘리고 탄수화물 섭취를 줄이는 식이 요법을 말한다. 탄수화물 섭취를 극도로 제한하면서 기름진 음식을 마음껏 먹으면 건강에 해가 될 것 같지만, 오히려 체중이 줄고 콜레스테롤 수치가 조절된다.

이 내용의 근거는 주요 에너지원인 탄수화물 섭취를 줄이면 지방을 대체 에너지원으로 사용하게 된다는 것이다. 지방이 에너지원으로 사용될 때는 체내에 케톤kotone이 생성된다.

케톤은 뇌와 근육, 심장에서 에너지원으로 사용되는 것은 물론 체지방을 분해하는 속도도 빠르다. 그 결과 체중 감량에 유리해져 케토제닉의 일종인 저탄고지 식단이 유명해진 것이다. 인슐린 농도가 높은 사람에게 좋은 치료 방법이 되기도 한다.

앞서 말한 저탄고단 식단은 탄수화물이 내 몸에 맞을 때까지 양을 줄이는 식단인데 비해, 케토제닉은 당분을 포함한 모든 탄수화물을 극도로 제한하고 지방 섭취를 월등히 늘리는 식사법이다. 탄수화물을 먹지 않는 극단적인 식사를 하게 되면 영양 불균형이 금방 오며, 고지방 식사로 나쁜 콜레스테롤 수치가 증가해 동맥경화 위험을 높인다. 많은 사람들이 탄수화물, 단백질, 지방을 주요 영양소로 생각하지만 우리 몸은 비타민과 항산화 물질 등 상당히 많은 영양소를 필요로 한다. 단순히 '나는 탄수화물을 안 먹을 거야'라고만 생각할 게 아니라 영양 불균형이 오지 않도록 내 몸에 맞는 식단을 찾아야 한다. 특정 식단만을 맹신하는 것은 건강한 식사법이 아니다.

만약 오랜 시간 동안 케토제닉 식사를 하게 되면 변비와 함께 피부가 푸석해지고 머리카락이 빠지는 등 부작용이 생길 수 있다. 나는 케토제닉보다 인슐린 농도를 안정화시킬 때까지만 제한적으로 탄수화물을 줄이는 저탄고단 식단을 추천한다. 1~4주 정도(사람마다 적정 기간이 다르다) 식단을 유지한 후 일반식으로 바꾸는 방법은 내가 실제로 사람들에게 처방하는 방법이다. 많은 사람들이 이 방법을 꾸준히 잘 실천했으며, 자발적으로 식사량을 줄이는 식습관을 갖게 되었다.

# 나잇살이 찌는 이유는 호르몬 불균형 때문이다(2)

## 포만감을 둔화시키는 문제아 렙틴 호르몬

렙틴leptin은 지방 세포에서 나오는 호르몬이다. 일반적으로 인슐린 농도가 높으면 렙틴 저항성도 높은 경향이 있다. 렙틴 호르몬의 역할은 사람의 뇌가 '충분히 먹어서 배부르다' '그만 먹어도 되겠다'와 같이 포만감을 인식하도록 하는 것이다. 이러한 렙틴 호르몬의 균형이 깨지면 아무리 과식이나 폭식을 해도 식욕을 쉽게 멈출 수 없게 된다.

### 렙틴 호르몬 불균형과 체중의 관계

우리 몸은 음식을 충분히 먹으면 지방 세포에서 렙틴을 만들어 낸다. 렙틴은 뇌 시상하부의 포만감 중추에 신호를 보내 음식을 그만 먹게 하고 에너지 소비를 늘려 체중을 원상 복귀하는 작용을 한다. 그런데 렙틴이 과하게 만들어져 뇌에 렙틴 저항성이 생기면 위장관으로부터 포만감 신호를 전달받지 못하게 된다. 뇌와 장의 대화에 이상 전선이 발생하는 것이다. 과식과 폭식은 이렇게 발생한다. 인슐린 저항성이 높은 사람이 탄수화물 위주의 식사를 쉽게 멈출 수 없는 이유가 바로 포만감을 느끼게 하는 렙틴 호르몬에 문제가 생겼기 때문이다.

사람의 정상 체온이 36.5℃인 것처럼 포만감을 느끼는 기준점도 적정 수치가 있다. 식욕 조절 호르몬인 렙틴은 지방과 뇌에 식욕 정보를 전달하는 역할을 함으로써 어느 정도 먹으면 배부른 느낌이 들도록 만든다. 포만감 기준점을 조절하는 리모컨이 바로 렙틴인 것이다. 그런데 과식이나 폭식을 하는 사람은 이 신호가 망가져 음식을 계속 먹는 경우가 많다. 내 몸에 설정된 포만감 기준점이 너무 높게 설정된 탓이다.

이처럼 포만감을 느끼는 렙틴 호르몬이 제대로 작동하지 않게 되면 포만감의 기준점이 올라간다. 기준점이 한 번 올라가면 쉽게 내려가지 않는 것은 물론 자꾸만 올라가려는 지독히도 고집스러운 특징이 있다. 감정적 허기와 우울한 기분이 스트레스 호르몬인 코르티솔 수치를 올려 식욕을 자극하고, 포만감 기준점을 올리는 데 기여한다.

사람들이 "예전엔 안 그랬는데 살이 찌니까 식탐이 많아졌어요" "주체할 수 없는 식욕 좀 없애주세요"라고 하소연하는 이유가 여기에 있다. 체지방이 많을수록 지방 세포에서 렙틴이 많이 분비되며 렙틴 저항성이 생긴다. 지방이 많은데도 지방과 뇌의 식욕을 연결하는 리모컨이 제대로 작동하지 않아 뇌는 지방이 부족한 줄 알고 포만감을 못 느끼게 된다. 그 결과 식욕 억제가 제대로 이루어지지 않고 내 의지와는 별개로 식욕을 감당하지 못하는 지경에 이르고 만다. 몸이 필요로 하는 열량 이상의 음식을 먹게 되며, 살이 찌는 걸 알면서도 식욕이 줄기는커녕 점점 더 커지는 이유가 바로 이 때문이다.

## 렙틴 호르몬 불균형을 해결하는 방법

렙틴 호르몬 수치는 혈액 검사를 통해 알 수 있지만 수치가 너무 오르락내리락하기 때문에 굳이 혈액 검사까지 하지 않는다. 다만 렙틴은 인슐린과 세트로 움직이는 특성이 있어 인슐린 호르몬 농도가 높으면 렙틴 저항성이 있다고 판단한다. 렙틴 호르몬의 불균형을 바로잡는 방법은 생각보다 간단하다. 바로 인슐린 호르몬 불균형을 개선하면 된다.

우리 몸에서 렙틴과 인슐린은 정반대의 역할을 한다. 인슐린은 지방을 쌓아두고 렙틴은 지방 저장량을 줄인다. 즉 인슐린이 혈당을 유지하는 호르몬이라면 렙틴은 지방을 적정량 유지하는 호르몬인 셈이다. 따라서 인슐린 농도가 상승하면 렙틴 호르몬의 힘이 약해지면서 렙틴 저항성이 생기게 된다.

이와 같은 원리에 따라 인슐린 과다를 해결하면 저절로 렙틴 저항성을 해결할 수 있다. 자연스럽게 수치가 정상으로 돌아오고 적정 체중과 체지방을 잘 유지하며 식욕이 줄어들게 된다. 그러므로 무조건 체중을 줄이려고 하기 전에 렙틴 저항성을 먼저 회복해야 한다. 그렇게 하면 식욕 억제제 없이도 정상 체중을 위해 음식을 적당량 먹게 되고, 먹어도 먹어도 허기가 지는 느낌을 떨쳐버릴 수 있게 된다. 인슐린 호르몬 문제는 앞서 언급한 방법인 저탄고단 식단과 4~5시간 간격의 규칙적인 식사 시간을 지키는 것으로 해결할 수 있다.

# 성장 호르몬이 낮으면 살이 찐다?

잠을 충분히 못 자도 렙틴 호르몬에 이상이 생긴다. 렙틴 호르몬에 이상이 생기면 포만감을 쉽게 느끼지 못하기 때문에 살이 찌는 게 당연하다. 그런데 밤에 잠을 잘 못자면 살찌게 만드는 또 다른 호르몬도 있다. 바로 성장 호르몬이다.

보통 성장 호르몬은 밤 10시부터 새벽 2시 사이에 많이 분비된다. 그래서 이때 잠을 자면 피부 재생에도 좋다는 말을 들어봤을 것이다. 성장 호르몬은 이 밖에 체중 감량에도 중요한 역할을 한다. 아이에게 성장 호르몬은 뼈와 근육 등 신체 기관을 키우는 데 기여하지만, 어른에게는 뱃살을 빠지게 하고 근력을 증가시키며 활력을 돌게 만든다.

우리 몸에서 성장 호르몬이 역할을 제대로 하려면 야식부터 끊어야 한다. 성장 호르몬은 인슐린 호르몬과 서로 대항 작용을 하기 때문이다. 쉽게 말해 우리 몸은 배가 부르면 인슐린 분비가 왕성해져 농도가 높아지고, 이때 성장 호르몬 분비는 억제된다. 성장 호르몬은 숙면뿐만 아니라 강도 높은 운동을 할 때도 많이 분비된다. 그러니 운동을 하지 않는 데다가 야식까지 습관처럼 먹으면 성장 호르몬 저하로 무기력한 상태가 지속되면서 계속 살이 찌게 된다.

성장 호르몬 수치 역시 혈액 검사로 알 수 있다. 이 수치가 자신의 연령대에 비해 많이 떨어진 상태라면 적어도 밤 12시 전에는 잠을 자고 야식을 줄여야 한다. 성장 호르몬이 적으면 근육이 감소한다. 운동할 여건이 안 된다면 틈틈이 스트레칭을 하고, 계단 오르기와 걷기 등 하체 근육을 자주 사용하도록 하자. 그래야 내가 잠을 자는 동안에 몸의 기관들이 적극적으로 움직여 체중 감량이 이뤄지게 된다.

# 04

# 나잇살이 찌는 이유는
# 호르몬 불균형 때문이다(3)

## 스트레스 수치를 알려주는 코르티솔 호르몬

스트레스를 받으면 뇌에서 '나 스트레스 상태야'라는 신호를 보낸다. 이때 스트레스 호르몬인 코르티솔cortisol이 분비된다. 이 호르몬 역시 체중 증가에 영향을 미친다. 그러나 스트레스가 다 나쁜 것은 아니다. 적절한 스트레스는 호르몬 균형을 깨지 않고, 오히려 사람을 움직이게 함으로써 긍정적인 영향을 준다. 그러나 만성 스트레스는 코르티솔 분비를 지속적으로 자극해 혈당을 상승시키고, 인슐린 저항성과 렙틴 저항성을 일으킨다. 그 결과 살이 찌게 되는 것이다. 스트레스가 뱃살을 찌우고 체중을 늘리는 것 역시 당연하다.

### 코르티솔 호르몬 불균형과 체중의 관계

우리는 평소에 크고 작은 스트레스를 느끼지만 몸은 스트레스 호르몬을 분비할 때가 정해져 있다. 바로 저혈당일 때다. 장기간 저혈당으로 떨어진 상태라면 몸에서는 생명을 위협하는 비상사태라고 생각해 스트레스 호르몬인 코르티솔을 분비한다. 그러므로 극단적인 저열량 다이어트를 하면 몸이 스트레스 상태를 선포하여 필연적으로 다시 체중 증가를 불러일으킬 수밖에 없다.

야근이나 과로를 하거나, 잠을 제대로 못 자거나, 늦은 시간까지 스마트폰을 보는 등의 생활은 스트레스 호르몬을 마구 분비하는 일이다. 스트레스 호르몬이 발동하면 신진대사가 망가져 호르몬 불균형이 생긴다. 나도 모르게 스트레스로 살이 찌게 되는 것이다.

코르티솔은 일종의 스테로이드 호르몬이다. 그래서 천식, 류마티스 관절염, 만성 피부 알레르기 증상으로 프레드니손prednisone 및 소론도solondo 등 합성 스테로이드 약을 처방 받아 먹을 경우에도 살이 찌는 경우가 있다. 실제로 미국에서는 건강한 사람을 대상으로 코르티솔을 고용량 투여하는 실험을 했는데, 그 결과 인슐린 농도가 실험 전보다 36%나 증가한 바 있다. 임상실험에서는 코르티솔이 과다하게 분비되어 부신이 망가지는 쿠싱 증후군cushing's syndrome이 발생했고, 이때 체중이 증가한 것을 확인할 수 있었다.

또한 스트레스를 많이 받는 사람은 혈액 검사를 해보면 아침 코르티솔 수치가 30ug/dL 이상으로 정상 수치(2.9~10.5ug/dL)보다 훨씬 높게 나온다. 이렇게 스트레스 지수가 높은 사람은 자신도 모르게 초콜릿과 같은 단 음식을 자꾸 먹게 된다. 단당류가 빨리 몸으로 들어와야 포도당을 에너지로 사용해 일을 할 수 있기 때문이다. 또한 스트레스성 폭식을 일삼기도 한다. 배가 고픈 것과 상관없이 스트레스를 받을 때마다 음식을 찾는 사람은 코르티솔 호르몬에 문제가 생긴 것은 아닌지 확인할 필요가 있다.

## 코르티솔 호르몬 불균형을 해결하는 방법

코르티솔 호르몬이 과다하게 분비된 사람은 스트레스성 폭식을 다스리는 식욕 억제 처방을 받는 것보다 스트레스 호르몬을 낮추는 약을 먹는 것이 훨씬 효과적이다. 또한 잠을 충분히 자는지, 평소에 피로가 많이 쌓인 것은 아닌지, 몸에 나쁜 음식 위주로 먹는 것은 아닌지 나에게 스트레스로 작용하는 환경을 점검해보는 것이 좋다.

무엇보다 스트레스 원인을 제거하는 것이 중요하다. 쉬지 않고 일하는지, 인간관계에서 끊임없이 감정 소비를 하는지, 밤늦게까지 게임이나 핸드폰을 손에 쥐고 있는지, 번아웃이 되는 생활을 지속하고 있는지 등 자신의 라이프 스타일을 돌봐야 한다.

코르티솔 호르몬이 높은 사람은 커피를 많이 마실수록 호르몬 수치가 더욱 높아질 수 있다. 카페인도 코르티솔 호르몬 분비를 촉진시키므로 커피를 끊을 수 없다면 하루에 한 잔만 마시는 게 좋다.

오늘부터 적극적으로 스트레스를 해소하는 나만의 방법을 찾아보자. 요가나 명상, 마음 챙김, 마사지, 운동 등 어떤 방법이든 괜찮다. 스트레스 관리야말로 가장 기본적인 코르티솔 호르몬 불균형을 해결하는 방법이다. 스트레스가 해소되지 않은 상태에서는 내 의지만으로 과식이나 폭식을 조절하기에는 한계가 있다.

# 05

# 나잇살을 없애는
# 호르몬 주스와 호르몬 식사

앞서 인슐린 호르몬, 렙틴 호르몬, 코르티솔 호르몬을 통해 호르몬 불균형이 어떻게 우리 몸에 체중 증가로 연결되는지 알아봤다. 이들 호르몬의 문제는 대부분 탄수화물을 적게 먹고 단백질 위주로 식사를 하되, 야식이나 과식을 줄이는 것이 근본적인 해결책이다. 그러나 먹는 양을 조절하는 것과 반대로 채워야 하는 호르몬도 있다.

나이가 들수록 호르몬 수치는 떨어진다. 한 가지 예로, 성장 호르몬이 분비되지 않으면 내장 지방이 늘고 뱃살이 금방 찐다. 만약 성장 호르몬을 채우면 어떻게 될까? 뱃살이 쉽게 빠지게 된다. 잠을 제대로 못 자도 살이 찐다. 수면 호르몬인 멜라토닌과 행복 호르몬인 세로토닌이 부족하기 때문이다. 아침에 일어나면 창문을 열고 햇빛을 보는 것이 중요한 이유가 여기에 있다. 햇빛이 송 과체를 자극해 시차와 호르몬 사이의 균형을 맞추고 행복 호르몬인 세로토닌 농도를 올려주기 때문이다. 성장 호르몬과 마찬가지로 부족한 호르몬을 채워주면 호르몬 불균형이 바로잡히면서 살이 빠지는 메커니즘이 작동된다. 즉 건강하게 나이 들면서 나잇살을 뺄 수 있는 것이다.

다이어트를 할 때면 '적게 먹어라' '간식을 끊어라' 식의 이야기만 들어왔을 테지만, 나이가 들수록 호르몬과 영양 흡수율이 떨어지므로 꼭 필요한 영양소를 먹어서 호르몬 분비를 촉진해야 한다. 실제로 3개월 정도 호르몬 분비가 잘되는 식단을 유지하면 호르몬 수치가 개선된다는 연구 결과도 있다.

특히 회춘 호르몬이라 불리는 DHEA는 노화를 늦추는 호르몬으로 호르몬의 어머니라고도 불린다. DHEA는 테스토스테론이나 에스트로겐, 프로게스테론 같은 성 호르몬의 작용에 관여해 성장 호르몬과 같이 근력 향상, 체지방 감소, 두뇌 활성을 향상시킨다. 이와 더불어 스트레스 호르몬인 코르티솔과 아드레날린 분비를 조절해 면역 체계를 강화시킨다. 스트레스 수치가 올라가면 상대적으로 DHEA 수치가 떨어진다. 그래서 DHEA를 채워 최적의 상태로 만드는 것이 항노화에 도움이 되면서 나잇살을 빼는 데에도 중요 포인트가 된다.

그렇다면 나이가 들수록 점점 감소하는 호르몬을 과연 어떻게 채울 수 있을까? 부족한 호르몬을 효과적으로 채우는 대표적인 방법으로 '호르몬 주스'와 '호르몬 식사'를 소개한다.

## 호르몬 주스 만들기

나이가 들수록 체내에 콜레스테롤, 중성 지방, 당 독소가 증가해 피가 끈적해진다. 인슐린 호르몬 불균형까지 발생하면 체중 감량이 어려워지는데, 호르몬 주스만 잘 챙겨 먹어도 이러한 문제들이 어느 정도 해결된다. 살을 빼는 것도 비교적 쉬워진다.

아래에 소개하는 호르몬 주스는 실제로 내 진료실에 찾아오는 사람들에게 처방하는 것이다. 재료가 적고 준비가 간단해 챙겨 먹기가 쉽다.

- 아몬드(5알) : 성장 호르몬을 촉진하는 아르기닌이 풍부하다.
- 사과(1개) : 인슐린 저항성을 호전시키는 펙틴과 호르몬 생리 작용을 원활하게 하는 폴리페놀이 풍부하다. 가능한 껍질째 사용한다.
- 케일(100g) : 스트레스 수치를 낮추는 칼슘이 풍부하다.
- 양배추, 브로콜리, 양상추 중 1가지(100g) : 배춧과 채소를 일컫는 십자화과 채소는 식욕 조절 호르몬인 렙틴 분비를 촉진한다. 먹으면 허기가 달래지고 식욕이 조절된다. 양배추는 삶은 상태로 사용한다.
- 두유(종이컵 1/2컵) 또는 두부(1/4모) : 여성 호르몬을 채우는 역할을 한다. 여성 호르몬이 부족하면 내장 지방이 늘고 피부 탄력이 떨어지는데, 이를 방지해준다.

위의 재료를 믹서에 함께 넣고 갈아 매일 아침마다 한 잔씩 마시면 된다. 여기에 삶은 달걀 2개를 추가하면 든든한 아침 식사가 된다. 만약 재료를 100g 단위로 계량하는 게 어렵다면 '주먹'이나 '종이컵'을 활용하면 된다. 단백질은 한 주먹, 채소는 두 주먹만큼 먹으면 각각 100g 정도가 된다. 또는 종이컵으로 단백질은 한 컵, 채소는 두 컵을 담으면 동일한 분량이 된다.

## 호르몬 식사 기본 준비

호르몬 분비를 위해서는 단백질과 각종 무기질이 풍부한 채소를 잘 먹는 것이 무엇보다 중요하다. 호르몬 식사로 필요한 영양을 보충한다면 나이가 들수록 급격히 떨어지는 호르몬을 잘 지켜낼 수 있을 것이다. 또한 이미 수치가 많이 떨어진 호르몬 역시 끌어올릴 수 있다.

- 단백질류(100g) : 호르몬 식사에서 가장 중요한 것은 단백질이다. 추천하는 단백질 재료는 닭 가슴살, 닭 안심, 지방이 적은 부위의 쇠고기, 돼지 안심, 흰 살 생선, 갑각류다. 동물성 살코기에 많은 아르기닌은 성장 호르몬과 지방 분해 효소를 생성한다.
- 채소류(100g) : 인슐린 분비를 억제하고 세로토닌과 식욕 조절 호르몬인 렙틴을 증가시키는 채소를 매번 단백질과 함께 먹으면 더할 나위 없이 훌륭한 호르몬 식사가 된다. 추천하는 채소는 버섯, 녹색 채소(시금치 또는 아스파라거스 등), 열매 채소(토마토, 오이, 양파, 파프리카, 고추, 가지 등)다. 식이섬유가 풍부하고 포도당 함량이 적은 채소라면 대부분 괜찮다.

재료 계량은 호르몬 주스 만들기처럼 주먹 또는 종이컵을 활용하자. 단백질 100g은 한 주먹 또는 종이컵 한 컵이고, 채소는 두 주먹 또는 종이컵 두 컵이다. 나는 이를 가리켜 '주먹 식사' 또는 '종이컵 식사'라고 말한다.

탄수화물을 반드시 먹어야 하는 것은 아니지만 만약 먹고 싶다면 고구마나 귀리 등 당지수(GI)가 낮은 식품을 먹는다. 탄수화물은 반 주먹이 100g이므로 100g을 넘지 않게 먹는 것이 좋다.

요리할 때는 간 조절에도 신경을 써야 한다. 소금, 후추, 강황, 바질 등 허브류로 최소한의 간만 해야 효과적이다. 마늘은 조금씩 추가해도 괜찮다. 하지만 고추, 간장, 된장, 고추장, 기름, 버터, 마요네즈 등은 가급적 사용하지 않는다. 누가 봐도 간이 세고 살찌게 만드는 조미료를 피하는 것이 중요하다.

조리법은 찌거나 삶은 것이 가장 좋다. 불가피하게 무언가를 구워야 할 때는 가급적 기름을 사용하지 않는다. 물을 약간 넣으면 기름 없이도 굽는 게 가능하다.

### how to 간단한 호르몬 식사 레시피

육류와 해산물을 활용한 레시피를 소개한다. 아래 레시피를 응용해서 단백질과 채소를 바꿔 요리하면 곧 호르몬 식단이 된다.

#### 쇠고기 시금치찜

재료 : 쇠고기 100g, 시금치 100g, 다진 마늘 약간

1) 프라이팬에 기름 대신 물을 약간 붓고 쇠고기를 살짝 굽는다.

2) 쇠고기가 반쯤 익었을 때 시금치와 다진 마늘을 넣고 함께 볶는다.

### • 토마토 새우탕

재료 : 새우 100g, 토마토 1개, 양배추 약간, 후추

1) 냄비에 물 2컵, 토막 낸 토마토, 새우, 양배추를 넣고 끓인다.

2) 토마토가 뭉근해질 때까지 끓인 후 후추로 간을 한다.

나는 실제로 한 TV 건강 프로그램에서 40대, 50대, 60대 여성을 대상으로 호르몬 주스와 호르몬 식사를 20일 동안 실천하는 프로젝트를 진행한 적이 있었다. 이들은 그동안 탄수화물 위주의 식사를 반복하며 체중은 물론 호르몬 불균형 때문에 건강에 위험을 느끼는 상황이었다. 그런데 정말 놀랍게도 호르몬 주스를 마시고 호르몬 식사를 실천한 결과 회춘 호르몬이 많게는 10배까지 증가했다.

나와 오랜 시간 인연을 맺으며 항노화 관리를 해온 사람들은 이러한 식습관이 일반적이다. 계절이 바뀔 때마다 특별한 보양식을 찾기보다 단백질 식품과 채소를 섞은 균형 잡힌 식사로 호르몬을 관리한다. 이처럼 호르몬 수치를 올리는 식사법으로 적정 체중 유지는 물론 전반적인 항노화 관리가 가능하다.

# 06

# 장내 세균이
# 나잇살을 부른다

우리가 음식을 먹으면 입안의 침인 아밀라아제amylase에 의해 소화가 시작되고 췌장과 소장에서 소화가 완성된다. 탄수화물은 포도당으로 흡수되고, 단백질은 아미노산으로 흡수되며, 지방은 지방산과 글리세롤로 분해된 후 흡수된다. 우리가 먹은 음식이 이 과정에서 제대로 소화되어 에너지로 잘 사용된다면 살찌는 일은 생기지 않는다.

그러나 소화에 문제가 생기면 적게 먹고 많이 움직여도 살이 찐다. 내 몸이 정상이 아니기 때문에 이를 먼저 점검하는 것이 우선인데도 사람들은 자신의 의지를 탓하며 괴로워한다. 계속 말하지만 나잇살은 과식, 식욕, 게으름 때문에 생기는 현상이 아니다. 나이가 들면서 살이 찌는 사람은 체중 증가의 요인 중 하나로 장 속 환경을 점검해보면 좋다.

## 체중을 결정하는 장내 세균

장 속에는 엄청난 수의 세균이 살고 있다. 장내 세균은 영양분을 흡수하고 면역, 해독, 비타민 합성 등 기능을 한다. 최근에는 뼈의 합성을 돕고, 뇌의 신경전달물질을 만드는 등 다양한 생리적 기능을 하는 것이 밝혀졌다.

몸 안에 세포 수가 30조라면 장내 세균의 수는 대략 100조에 달한다. 장내 세균의 종류는 크게 두 가지로 구분된다. 바로 유익균과 유해균이다. 건강한 장은 유익균 85%와 유해균 15%의 비율로 구성된 균형 잡힌 마이크로바이옴microbiome 환경을 조성한다.

건강한 장은 점막 세포들이 단단히 붙어 있어 치밀 결합을 이루는 반면, 손상된 장 점막 세포는 연결 고리인 치밀 결합이 파괴되어 외부 독소가 몸속으로 들어온다. 그로 인해 활성 산소가 증가하고 염증이 생기기 쉬운 환경이 된다. 이러한 상태가 지속되면 염증 세포가 증가해 유해균이 급증하고, 유익균이 만들어내는 비타민 합성이 감소하면서 탄수화물과 지방 대사에 문제가 생긴다. 결국 많이 먹지 않았는데 살이 빠지지 않고 오히려 살이 찌는 체중 불균형 현상이 나타난다.

장내 유익균의 수가 많을수록, 유익균의 종류가 다양할수록 염증 수치가 낮아지고 부티르산butyric acid과 같은 단쇄 지방산이 늘어난다. 단쇄 지방산은 대장 세포의 에너지원이며 장 질환의 예방과 치료에 중요한 역할을 하는 물질이다. 그러므로 단순히 먹는 양을 줄일 게 아니라 먹는 식단을 바꾸면 체중 감량과 함께 장내 세균이 다양해지면서 건강이 좋아진다. 즉 장내 미생물 환경은 면역력을 높이고 건강을 호전시키는 것과 동시에 체중이 빠질지, 증가할지를 결정하는 중요한 인자로 작용하는 것이다.

국제과학저널 〈네이처Nature (2006)〉에 뚱뚱한 사람과 날씬한 사람의 장내 세균 검사 결과가 실렸다. 워싱턴대학교 연구팀은 검사를 통해 두 집단의 장내 세균이 다르다는 사실을 발견했다. 뚱뚱한 사람이 정상 체중 군에 비해 음식에서 열량을 잘 뽑아 저장하는 세균이 평균 20% 많았고, 식이섬유를 분해해 인체에 이로운 부티르산과 같은 단쇄 지방산을 만드는 세균이 90% 적다는 사실을 알아냈다. 이 검사 결과는 장내 미생물이 체형을 결정할 수 있다는 점을 암시한다.

## 장내 세균 불균형 해결하기

그렇다면 장내 세균 비율을 조절해 균형 잡힌 환경을 만들기 위해서는 어떻게 해야 할까? 다음 여섯 가지 방법을 실천해보자.

### ① 오후 3시를 기준으로 식사량 조절하기

시간을 오후 3시로 정한 이유는 장내 세균이 오후 3시까지만 일하기 때문이다. 이 시간이 지나면 장내 세균도 잠을 잔다. 이를 가리켜 생물학적 주기circadian라고 말한다. 그러니 오후 3시 이후에는 식사량을 줄이는 것이 좋다. 장 환경이 정상이 될 때까지는 금식하는 것이 좋지만 굶기가 어렵다면 삶은 달걀처럼 단백질 위주로 간단한 식사를 한다. 어쨌든 세균이 충분히 휴식 시간을 가져야 장내 세균 불균형을 정상으로 돌리는 데 도움이 된다.

평소보다 먹는 음식 양을 줄이면 유해균이 사라지고 유익균이 늘어나게 된다. 유익균이 많아지면 식욕 조절 호르몬의 기능이 향상되는 효과가 있다. 식욕 조절 호르몬은 지방 세포에서도 나오지만 장에서도 나온다. 이 호르몬이 뇌에 '배가 부르니 그만 먹어'라는 신호를 보내면 포만감이 쉽게 느껴지면서 식욕이 정상적으로 조절된다.

## ② 단순당을 줄이고 식이섬유가 풍부한 식사하기

장내 환경을 좋게 만들기 위해서는 식이섬유의 역할이 중요하다. 유해균이 제일 싫어하는 것이 바로 식이섬유이기 때문이다. 식이섬유는 유익균의 먹이가 되므로 식이섬유를 많이 먹어 유익균이 늘어나면 유해균을 억제할 수 있다. 식이섬유는 제철 채소와 가공이 덜 된 음식에 많이 함유돼 있다. 브로콜리, 아스파라거스, 로메인, 양배추, 셀러리, 미나리, 양파, 마늘이 식이섬유가 풍부한 대표적인 식품이다.

반면 비타민과 미네랄이 거의 없고 단순 열량만 높은 음식을 먹으면 장내 환경이 나빠질 수밖에 없다. 특히 단순당은 유해균이 좋아하는 성분으로 단순당을 먹는 건 유해균의 증식을 돕는 셈이다.

### ③ 오래 씹고 천천히 식사하기

유해균은 소화가 덜 된 음식물을 좋아한다. 밥을 대충 씹고 빨리 삼키면 음식이 작게 부서지지 않아 위산이나 소화 효소가 스며들기 어렵다. 음식이 소화가 덜 된 채로 장까지 내려오면 부패되고, 부패된 음식은 유해균의 먹이가 된다. 그렇게 장내 유해균이 증식하게 되는 것이다.

위산, 소화 효소, 담즙이 유해균을 죽일 수 있으므로 가능한 소화를 많이 시킨 채로 음식을 장에 내려 보내야 한다. 최대한 맛을 음미하면서 30회 이상 오래 씹고 천천히 식사하자. 또한 규칙적인 시간에 식사하는 습관을 들여 미리 소화 효소들이 일할 환경을 만들어주면 좋다.


### ④ 발효 음식과 좋은 지방 챙겨 먹기

장내 미생물 불균형을 위해 프로바이오틱스를 챙겨먹어야 한다는 것은 이제 모두가 안다. 영양제 섭취도 좋지만 김치, 피클, 그릭 요구르트 등 발효 음식을 챙겨 먹으면 프로바이오틱스를 저절로 섭취할 수 있다.

좋은 지방은 기름의 종류와 질이 중요하다. 장내 미생물 불균형이 의심된다면 기름부터 바꾸는 게 좋다. 기름의 종류에 따라 염증 반응이 달라지기 때문이다. 엑스트라버진 올리브유, 아보카도유, 참기름, 유기농 버터를 추천하며 아몬드, 호두, 잣, 피스타치오 등 견과류도 소량이라면 몸에 좋은 기름 재료가 된다.

### ⑤ 장내 세균 검사하기

장내 미생물 불균형은 소변유기산 검사로 확인할 수 있다. 검사를 통해 음식이 체내에서 소화가 되는지, 에너지로 변환되는지, 장속에 독성 물질이 있는지 알 수 있다. 이를 통해 장내 유해균과 곰팡이 감염 상태를 확인하고 치료할 수 있다.

검사 결과 장내 유해균이 많을 경우, 유해균을 제거하기 위해 항생제 치료와 고용량 유산균 영양제를 3개월 복용하는 것도 도움이 된다. 만약 검사지에 글루타민과 아연(장내 세포가 회복하는 데 필요하다)이 부족한 것으로 나온다면 초유, 글루타민, 미네랄 복합 처방 영양제를 먹는 것도 좋은 방법이다.

### ⑥ 음식 알레르기 검사하기

음식의 소화 흡수는 장 기능과 밀접한 관계가 있다. 장 기능이 약해지면 면역 기능이 저하되어 평소에는 반응하지 않던 음식에서 알레르기 반응이 일어난다. 음식 알레르기는 먹은 음식에서 급성 알레르기 반응이 오는 '즉시형 과민 반응'과 음식 섭취 후 상당 시간이 지나 나타나는 '지연형 과민 반응'이 있다.

특히 지연형 과민 반응은 알레르기 유발 음식이 어느 정도 축적된 후에 나타난다. 때문에 체내에 염증성 물질이 많이 쌓여 인슐린 저항성으로 연결될 수 있다. 자주 먹는 90가지 음식 알레르기 검사를 통해 독소로 작용하는 지연형 과민 반응을 일으키는 음식 항원을 찾아내는 것도 좋은 방법이다.

# 07

# 내 몸의 엔진 효율을 높여야 나잇살이 빠진다

자동차가 오래되면 엔진 효율이 떨어지고 잦은 고장이 발생한다. 이러한 변화는 우리 몸에서도 나타난다. 우리 몸은 나이가 들수록 에너지 대사가 떨어진다. 신체의 에너지 공장이자 엔진 기능을 하는 미토콘드리아mitochondria의 기능이 약화되어 그렇다. 세포 내부에 있는 미토콘드리아가 제 기능을 하지 못하게 되면 우리 몸의 에너지 효율은 엉망이 된다.

### 미토콘드리아가 과로하면 살이 찐다

미토콘드리아는 활력과 건강을 담당하는 에너지, 아데도신 삼인산(ATP)을 만드는 공장과도 같다. 이 에너지는 우리가 음식을 섭취해 탄수화물이 포도당으로, 단백질이 아미노산으로, 지방이 지방산으로 분해된 후 이들이 미토콘드리아까지 도달해야 생긴다. 이 순환이 잘 돌아가면 먹은 만큼 에너지로 쓰게 되어 살이 찌지 않는다. 그러나 건강한 미토콘드리아 수가 줄어들어 에너지 대사에 문제가 생기면 살찌는 현상이 나타난다.

미토콘드리아에 문제가 생기는 직접적인 원인은 대부분 노화보다 과식이다. 예를 들어 점심을 먹은 후 음식이 소화될 시간이 필요한데 이어서 디저트를 먹고, 저녁까지 기다리기가 출출해 간식을 먹고, 저녁을 먹은 후 야식까지 챙겨 먹는다고 생각해보자. 미토콘드리아 공장이 쉴 새 없이 일해야 하는 상황이 된다. 에너지 공장인 미토콘드리아는 모양이 빵빵해야 일을 잘하는데, 과식을 해서 계속 일하게 되면 쭈글쭈글해지면서 공장의 핵심 엔진이 노후된다. 결국 지방을 잘 태우지 못하고 에너지 대사가 느려지면서 살이 찌는 것이다. 나잇살과 과체중의 핵심 원인이라고 할 수 있다.

비타민과 미네랄이 부족해도 미토콘드리아의 기능이 저하된다. 비타민과 미네랄 등 엔진의 윤활제가 되는 보조 인자가 부족한 사람은 반드시 필요한 영양소를 몸에 공급해야 미토콘드리아라는 엔진이 잘 작동한다. 스트레스 또한 미토콘드리아의 기능을 망가뜨린다. 만성 스트레스는 인슐린 저항성과 장내 미생물 불균형을 일으키고, 이는 미토콘드리아 불균형까지 초래한다.

우리 몸에서 에너지를 만들기 위해서는 반드시 산소가 필요하다. 공장이 돌아갈 때 매연이 발생하듯 미토콘드리아가 열심히 일할수록 산소가 많이 필요하고, 체내 공장에서는 매연에 해당하는 활성 산소active oxygen가 만들어진다. 몸이 건강할 경우 해독 시스템과 간 기능이 잘 돌아가서 활성 산소가 제거되지만, 끊임없는 과식으로 미토콘드리아 공장이 과로하게 되면 활성 산소가 쌓여 염증으로 번지게 된다. 염증이 잘 생기는 몸일수록 구내염과 당뇨가 발생할 확률이 높아진다.

호르몬 불균형이 있거나 건강하지 못한 다이어트로 요요 현상을 여러 번 겪은 사람은 미토콘드리아 장애가 쉽게 일어난다. 미토콘드리아는 세포 하나에 한 개씩 골고루 있는 게 아니라 세포의 기능마다 미토콘드리아 수가 다르며, 근육처럼 에너지를 많이 쓰는 세포에는 수천 개가 몰려 있다. 그렇기 때문에 미토콘드리아에 문제가 생기면 적게 먹고 운동을 많이 해도 근육에 비실비실한 미토콘드리아가 많아 살이 빠지지 않는다.

음식을 많이 먹는 바람에 미토콘드리아가 지칠 대로 지쳐 기능이 떨어진 채 과로가 축적되면 과로사로 이어질 수 있다. 미토콘드리아가 그동안 쌓인 과로를 해소하지 못한 채 죽으면 내가 먹은 음식이 정상적으로 소비되지 못한다. 운동을 해도 살이 안 빠지는 이유가 바로 이 때문이다.

## 미토콘드리아의 엔진을 새것으로 교체하기

미토콘드리아의 에너지 대사 불균형은 소변유기산 검사를 통해 쉽게 알 수 있다. 정확한 과체중 진단 및 체중 관리법을 알고 싶다면 이 검사를 받아보길 권한다. 만약 검사 결과에서 미토콘드리아 공장에 문제가 있는 것으로 나오면 새로운 미토콘드리아가 생기는 환경을 만들어야 한다. 이는 '소식 또는 단식'을 통해 가능하다. 필요 이상으로 음식을 먹어 미토콘드리아가 과로한 것이니 이와 반대로 음식을 적게 먹어 기능을 회복하게 돕는 것이다.

우리 몸에 음식이 적게 들어오면 체중이 감량하는 깃 이상으로 이로운 효과가 나타난다. 바로 정화 작용이다. 소식으로 식사량을 줄이면 미토콘드리아 공장의 일감이 줄어들게 된다. 끊임없이 일을 하던 미토콘드리아가 적당량의 업무를 충분히 수행하게 되면서 나쁜 세포가 없어지는 정화 작용이 발생한다. 이와 더불어 미토콘드리아의 고장 난 엔진은 제거되고 건강한 미토콘드리아 엔진만 남게 된다. 우리를 괴롭히던 염증이 줄어들고 면역력이 증가하는 선순환으로 이어지게 된다.

이처럼 미토콘드리아 공장의 위기를 구하는 아주 즉각적이고 효과적인 방법은 식사량을 줄이는 것이다. 그러나 갑자기 평소보다 적게 먹는 건 쉬운 일은 아니다. 배고픔을 참는 것도 어렵지만, '적게 먹거나 굶으면 근육이 빠지지 않을까?'라는 걱정도 된다. 게다가 20~30대도 아니고 건강을 챙기기에 집중해야 하는 40~50대에게 소식과 단식은 자칫 위험한 선택처럼 느껴질 수 있다.

내가 추천하는 방법은 건강하고 계획적으로 식사량을 조절하는 것이다. 몸이 상하지 않고 오히려 건강해지는 것을 느낄 수 있는 소식 및 단식 방법이 몇 가지 있다. 우리가 흔히 들어본 간헐적 단식에도 여러 종류가 있다는 뜻이다. 이처럼 다양한 소식 및 단식 방법이 생기는 이유는 단 하나다. 그저 유행하는 다이어트 방법이어서가 아니라 식사량을 줄이는 것이 건강에 이롭기 때문이다. 건강을 챙기면서 할 수 있는 계획적인 소식 및 단식 방법은 다음 장에서 자세히 소개하겠다.

## 미토콘드리아의 엔진 효율을 높이는 운동법

운동으로도 고장 난 미토콘드리아를 새것으로 교체할 수 있다. 우리 몸의 허벅지 뒤쪽, 엉덩이, 등 근육에는 미토콘드리아가 많다. 이 부분을 자극하면 미토콘드리아 재생에 도움이 된다. 올바른 걷기 운동 역시 좋은데, 큰 걸음으로 씩씩하게 걷되 등을 곧게 펴고 허리는 일정한 높이로 고정해 머리부터 발끝까지 하나의 축이 되도록 걷는다. 걸을 때 엉덩이에 힘이 들어가게 집중해서 걷는다. 뒤로 걷는 것도 효과적이다. 최대한 미토콘드리아가 많은 근육 위주로 움직여 미토콘드리아가 재생될 수 있도록 움직이자.

우리 몸의 근육은 크게 속근과 지근으로 나뉜다. 속근은 빨리 커지는 근육으로 순발력 위주로 작동하는 근육이고, 지근은 피로에 지치지 않는 근육으로 유산소 운동이나 자세를 유지할 때 쓰는 근육이다. 특히 지근에 미토콘드리아가 많다.

지근을 많이 사용하는 운동이 미토콘드리아를 살리는 운동인데, 대표적으로 자전거 타기가 있다. 우리 허벅지는 거의 지근으로 이루어져 있어 자전거를 타는 동안 다리를 굴리는 것만으로도 허벅지가 자극되어 미토콘드리아 재생에 큰 도움이 된다.

# 08

# 먹으면서 단식 효과를 얻는
# 초저열량 식사

소식에서 가장 중요한 건 어떤 음식을 얼마나 먹을지, 그리고 언제 먹을지를 결정하는 일이다. 탄수화물을 줄이고 지방을 많이 먹을지, 아니면 단백질을 더 먹을지 고려해야 할 사항이 생각보다 많다.

처음 소식할 때 가장 쉽게 접근할 수 있는 방법은 식사량을 줄이는 데 익숙해질 때까지 평소보다 약 30% 정도를 덜 먹는 것이다. 내가 평소에 먹던 음식 중 2/3만 먹어도 소식이라고 할 수 있다. 체중 감량 속도는 느리게 나타나지만 비교적 쉽게 꾸준히 실천할 수 있는 방법이다.

내가 20여 년간 항노화 클리닉을 운영하며 만난 사람들 중에는 유명 연예인과 재벌가 자제, 기업 대표 등 사회 유명인들이 많다. 이들은 40대 이상의 나이에도 불구하고 에너지가 넘치며, 실제 나이보다 열 살은 젊어 보인다. 이들의 공통점은 소식을 지속적으로 해왔다는 점이다. 이들은 건강하게 나이 들기 위해 한 번에 많이 먹거나 몸에 좋지 않은 음식으로 끼니를 해결하지 않는다. 오히려 질이 나쁘고 맛도 그저 그런 음식을 먹은 뒤 배가 부르면 화가 난다고 말한다. 이들은 입맛에 맞는 음식을 추구하기보다 항노화 관리에 집중하는 식사법을 실천한다. 그러다 보니 건강한 입맛이 습관화되어 있다. 이것이야말로 적정 체중을 오랫동안 유지하며 건강하게 나이 드는 비결이라고 할 수 있다.

소식이 중요한 이유는 미토콘드리아가 과로에서 벗어날 수 있기 때문이다. 우리 몸의 에너지 공장이 정상적으로 작동해야 살이 빠지므로 미토콘드리아의 재생이 관건인 셈이다. 평소보다 음식을 적게 먹거나 아예 굶으면 내 몸의 세포도 굶게 된다. 그러면 세포 안에서 비상사태가 선포되고 체내에 축적된 지방을 태우면서 케톤ketone이란 물질이 생긴다. 이 과정에서 미토콘드리아가 재생되어 살이 빠지고, 에너지가 도는 건강한 몸이 된다.

### 초저열량 식사를 해야 하는 이유

지속적으로 할 수 있는 소식인 2/3 식사법도 좋지만, 과체중에서 적정 체중으로 살을 빼는 가장 효과적인 식사법은 따로 있다. 바로 하루에 800kcal 이하의 열량으로 음식 섭취를 제한하는 초저열량 식사다. 이 식사법은 목표 체중을 감량할 때까지만 일정 기간(7일~14일) 실천하는 방법이다.

다이어트를 할 때 가급적 하루 섭취 열량을 1,000~1,200kcal 이하로 제한하지 말라는 이야기가 많다. 그러나 영국 의학저 널 〈란셋The Lancet (2018)〉에서 직접 연구를 진행한 후 게재한 논문 에서는 하루에 800kcal 정도의 초저열량 섭취 다이어트를 긍정 적으로 보고 있다. 연구에서는 3~5개월 동안 하루 식사 열량을 825~853kcal로 제한하는 실험을 했다. 실험군 중 24%는 15kg 이 상 체중을 감량했고, 46%는 제2형 당뇨 증세가 현저히 나아지는 결과를 보여주었다.

여기서 핵심은 적정 체중을 목표로 다이어트 초반에 초저열량 소식을 하면 살이 더 많이, 더 빨리 빠지는 것은 물론 요요 현상도 덜 온다는 것이다. 과체중과 비만을 약물로 치료하는 것보다 더 욱 효과적이라는 평가다.

열량을 제한하며 식사량을 줄이면 건강에 해로운 것이 아니라 오히려 건강한 몸으로 변한다. 만약 우리가 음식을 먹지 않으면 몸에서는 세포 분열을 조절하는 인자인 엠토르mTOR가 억제된다. 체내에 영양소가 공급되지 않으니 몸은 비상사태에 돌입하면서 세포의 분열과 성장을 멈추는 것이다. 이처럼 엠토르가 억제되면 몸은 스스로 살기 위해 그때부터 몸속에 있는 나쁜 세포들을 먹이 로 취하며 자가포식 상태로 접어든다. 자가포식이란 풍랑이 닥치 면 배의 무게를 줄이기 위해 불필요한 짐을 내다 버리는 것처럼, 우리 몸도 평소처럼 충분한 양의 음식이 들어오지 않으면 불필요 한 체내 물질을 없애버리는 것이다. 그 결과 몸이 정화되며 수명이 연장되는 원리가 작동하게 된다.

엠토르와 관련된 것 중에 지방 분해 효소인 AMPK라는 물질이 있다. 휴대전화에서 배터리가 얼마나 남았는지 알려주는 기능처럼, AMPK는 우리 몸에 에너지가 얼마나 들어왔는지 알려주는 역할을 한다. 그래서 AMPK가 에너지 부족을 알려주면 엠토르가 비상사태를 인지해 억제되면서 자가포식으로 몸을 정화하게 된다.

열량 제한 식사인 초저열량 소식은 시르투인sirt-1이라는 장수 유전자도 활성화시킨다. 그 결과 자가포식 세포인 오토파지autophagy도 작동하게 된다. 한마디로 단식 혹은 단식에 버금가는 소식이 몸속을 깨끗이 정화하는 작용을 한다고 봐야 한다. 소식이야말로 건강하게 나이 들기 위한 항노화 관리의 핵심이라고 할 수 있다.

## 초저열량 식사의 핵심은 동물성·식물성 단백질의 균형

초저열량 식단은 단순히 적게 먹는 것이 아니라 단백질을 적절히 먹는 식단이어야 한다. 그저 조금 먹으며 배고픔을 참는 식사법으로 생각하면 안 된다. 초저열량으로 소식을 하더라도 양질의 단백질을 놓치지 않는 식사로 건강을 챙기면서 살을 빼야 한다. 필요한 영양소를 배제한 채 무작정 최소한으로 먹으면 탈모가 생기고 피부가 푸석푸석해지며, 면역력이 떨어진다. 그러나 단백질을 올바르게 충분히 먹으며 소식을 하는 초저열량 식사는 탈모나 면역력 저하의 부작용을 걱정하지 않아도 된다.

30대에 접어들면 근육량이 줄어들기 시작해 50대가 되면 매년 전체 근육량의 1~2%가 감소한다. 이후 80대에 이르면 자신의 최대 근육량과 비교했을 때 약 절반밖에 남지 않게 된다. 이러한 노화 과정에서 건강을 지키는 방법이 바로 단백질을 올바르게 챙겨 먹는 것이다. 단백질은 우리 몸에서 물 다음으로 가장 높은 비율을 차지하는 구성 성분이다. 피부, 뼈, 머리카락, 손톱, 혈액 등 모두 단백질로 이루어져 있다. 이러한 단백질을 잘 먹으며 소식하는 것이야말로 건강한 항노화 관리의 기본이다.

단백질을 올바르게 먹으면서 하루 800~1,100kcal를 넘기지 않는 초저열량 소식은 어떻게 하면 될까? 그 해답은 바로 미니 단식 모방 다이어트(mini FMD Fasting Mimic Diet)에 있다. 음식을 먹긴 하지만 초저열량을 섭취해 우리 몸이 단식을 하는 것처럼 느끼게 하는 것을 말한다. 이와 관련한 식단은 110쪽을 참고하자.

단식 모방 다이어트(FMD)는 미국 서던캘리포니아 대학교의 장수연구소 소장인 발터 롱고 Valter Longo 박사가 개발한 것이다. 3~6개월에 한 번 정도 5일간 단백질과 당분을 낮추고 음식을 섭취하니 몸에서 마치 단식을 한 것처럼 받아들여 세포 조직이 리셋되고 젊음을 회복하는 결과를 보였다. 롱고 박사는 단백질이 엠토르를 자극해 세포 성장과 노화를 일으키므로 단백질을 제한해야 자가 포식 작용이 일어난다고 주장한다. 그러나 내 의견은 조금 다르다. 식물성 단백질 섭취는 롱고 박사가 말한 단백질의 해로운 효과를 보이지 않는다.

미니 FMD 식단에서 주목할 점은 단백질 파우더 셰이크다. 아무래도 하루에 800~1,100kcal 이하로 먹으려면 음식량이 그리 많지 않은데, 그 식사량에서 양질의 단백질을 챙기는 일은 생각보다 쉽지 않다. 그래서 나는 항노화 관리를 위해 적정 체중을 되찾고자 하는 사람에게 단백질 파우더를 추천한다.

시중에 나와 있는 단백질 파우더는 유청 단백질, 분리유청 단백질, 대두 단백질 등 종류가 상당히 다양하다. 게다가 맛을 위해 단맛을 첨가해 만든 제품들도 많다. 몸짱이 되려고 단백질 파우더를 먹었지만 첨가당 때문에 체중이 그대로인 경우도 있다. 또한 지방간이 생긴 사례가 있을 만큼 올바르지 않은 단백질 파우더는 우리 몸을 해롭게 한다. 내가 추천하는 제품은 약국과 병원에서 주로 처방하는 식물성 단백질 파우더 '아이에스업소식ISUP Daily Meal' 제품이다. 동물성 단백질과 식물성 단백질이 합쳐진 것도 자신의 몸 상태에 따라 필요하므로 체성분 분석이나 식습관에 따라 적절히 선택하면 된다.

단백질 파우더의 원료로는 주로 대두 단백질, 저항성 전분으로 작용하는 베타현미, 장내 미생물의 먹이가 되는 프락토올리고당, 야채 혼합 농축분말, 비타민 B군, 비타민 A, 비타닌 C, 비다민 E, 칼슘, 철분, 아연 등이 사용되므로 다이어트 중에도 영양 소실을 줄일 수 있다.

# 초저열량 미니 FMD 식단

| | 월 | 화 | 수 |
|---|---|---|---|
| **열량 (kcal)** | 899 | 821 | 844 |
| **영양소 비율 (%)** | 탄(21.4), 지(36.9), 단(41.7) | 탄(23.9), 지(30.3), 단(45.8) | 탄(20.0), 지(47.0), 단(33.0) |
| **아침** | 단백질 셰이크 (파우더 20g, 물 200㎖) 방울토마토 200g (10개) 삶은 달걀 50g(1개) | 단백질 셰이크 (파우더 20g, 물 200㎖) 방울토마토 300g (15개) | 두부 구이 80g 채소 샐러드 200g 삶은 달걀 50g(1개) |
| **점심** | 단백질 셰이크 (파우더 20g, 물 200㎖) 채소 샐러드 200g | 단백질 셰이크 (파우더 20g, 물 200㎖) 삶은 달걀 50g(1개) | 오징어 미나리 무침 (오징어 60g, 미나리 70g) 양배추찜 (양배추 50g, 된장 20g) |
| **저녁** | 단백질 셰이크 (파우더 20g, 물 200㎖) 채소 샐러드 200g 삶은 달걀 50g(1개) | 단백질 셰이크 (파우더 20g, 물 200㎖) 양송이버섯 샐러드 & 발사믹드레싱 (양송이버섯 100g, 채소 200g) | 단백질 셰이크 (파우더 20g, 물 200㎖) 쇠고기 미역국 (미역 9g, 쇠고기 30g) 양송이버섯 구이 60g |

| 목 | 금 | 토 | 일 |
| --- | --- | --- | --- |
| 933 | 840 | 811 | 963 |
| 탄(24.3), 지(43.3), 단(32.4) | 탄(30.1), 지(34.8), 단(35.1) | 탄(22.6), 지(51.4), 단(26.0) | 탄(24.5), 지(34.8), 단(40.7) |
| 쇠고기 미역국<br>(쇠고기 30g,<br>미역 9g)<br>채소 샐러드 100g | 달걀 프라이 50g<br>(1개)<br>채소 샐러드 200g<br>사과 120g(1/2개) | 단백질 셰이크<br>(파우더 20g,<br>물 200mℓ)<br>채소 샐러드 100g | 단백질 셰이크<br>(파우더 20g,<br>물 200mℓ)<br>채소 샐러드 200g<br>사과 120g(1/2개) |
| 닭고기 시금치 볶음<br>(닭가슴살 100g,<br>시금치 70g)<br>채소 샐러드 200g | 닭가슴살 100g<br>채소 샐러드 400g | 쇠고기 구이 50g<br>채소 볶음 110g<br>(파프리카, 양파,<br>양송이버섯 등) | 새우찜 100g(6개)<br>청경채 무침 70g |
| 단백질 셰이크<br>(파우더 20g,<br>물 200mℓ)<br>게맛살 달걀찜 90g<br>채소 샐러드 200g | 단백질 셰이크<br>(파우더 20g,<br>물 200mℓ)<br>연어 구이<br>(또는 삼치) 100g<br>달걀찜 50g<br>양파 초절임 50g | 두부 구이<br>& 오이 미역 냉채<br>(두부 80g,<br>냉채 70g)<br>삶은 오징어<br>& 양배추찜<br>(오징어 50g,<br>양배추 50g)<br>달걀찜 50g | 돼지고기&상추쌈<br>(목살 40g,<br>상추 50g)<br>도도리묵 40g |

## 식물성 단백질이 동물성 단백질보다 중요한 이유

단백질은 크게 두 가지로 나뉜다. 콩, 두부, 곡류에 들어 있는 식물성 단백질과 고기, 생선, 우유에 들어 있는 동물성 단백질이다. 식물성 단백질에는 식이섬유가 많고 비타민과 미네랄이 있지만, 필수 아미노산이 한두 가지 빠져 있다. 반면 동물성 단백질에는 필수 아미노산 9가지가 다 들어 있다. 특히 메티오닌methionine, 발린valine, 트립토판tryptophan 같은 필수 아미노산이 많이 함유돼 있다. 그러나 최근 한 연구에서는 메티오닌이 제한된 단백질을 섭취하면 수명 연장 효과가 있다는 결과를 발표했다. 또한 하버드 보건대학원의 한 연구에 따르면 육류 중심의 동물성 단백질을 식물성 단백질로 대체할 경우 사망률이 12%, 가공식품을 식물성 단백질로 대체하면 34% 감소한다고 한다. 이처럼 동물성 단백질 섭취에 대해서는 여전히 의견이 분분한 상태이지만, 동물성 단백질에 들어있는 포화 지방이 건강에 해로운 건 명백한 사실이다.

식물성 단백질과 동물성 단백질은 2:1의 비율로 섭취하는 것이 가장 이상적이다. 한 끼는 동물성 단백질을 먹고 두 끼는 식물성 단백질을 먹으면 된다. 보통 집밖에서 식사하면 육류 섭취 비율이 월등히 높아지는 편이니 의식적으로라도 식물성 단백질 섭취를 늘리려는 노력이 필요하다.

과거에 우리 선조들이 고기를 많이 먹지 않아도 건강한 체력을 가질 수 있었던 것은 통곡물을 주식으로 했기 때문이다. 곡류는 알레르기가 거의 없고 소화가 잘 되는 장점이 있다. 최근에는 미국인들 사이에서 지방이 없는 단백질 섭취를 늘리기 위해 통곡물에 관심을 두고 있는데, 이는 알레르기가 거의 없고 모유와 비슷한 아미노산 조성을 갖고 있기 때문이다.

쌀, 보리, 콩, 조 등 통곡물에는 비타민 B군과 섬유질, 단백질이 풍부하다. 특히 비타민 B군은 에너지를 향상시키는 핵심 영양소이기도 해서 식물성 단백질 섭취가 중요하다. 나이가 들수록 단백질을 덜 먹게 되는 것은 소화에 부담이 되기 때문이다. 고기를 먹으면 속이 더부룩하고 힘들어지는 것이다. 그러니 중장년일수록 속이 편한 식물성 단백질 섭취를 점점 늘리는 게 좋다.

대표적인 식물성 단백질 음식은 콩이다. 다른 식품에 비해 소화 흡수율이 월등히 높다. 콩을 먹으면 몸에 나쁜 콜레스테롤과 중성 지방 수치가 줄어들고, 몸에 좋은 콜레스테롤 수치는 상승한다. 이와 반대로 동물성 단백질인 쇠고기를 많이 먹으면 체내 내장 지방이 증가할 뿐만 아니라 나쁜 콜레스테롤 수치를 높여 건강에 악영향을 미칠 수 있다.

동물성 단백질에 해당하는 우유도 주의해야 한다. 한국인의 75%가 유당 불내증을 가지고 있기 때문이다(Scrimshaw NS. Am J Clin Nutr. 1988). 원래 소장에는 유당을 분해하는 효소(락타아제 lactase)가 있어야 하는데, 이 효소가 결핍된 사람은 우유를 마시면 설사를 하거나 배에 가스가 차 속이 거북해진다. 이럴 경우 유당을 뺀 우유를 먹는 것도 괜찮지만 식물성 단백질을 먹는 것이 더 좋은 선택이다.

건강을 지키기 위해 필요한 1일 단백질 권장 섭취량은 몸무게 60kg 기준으로 약 48~60g 정도다. 이는 대략 달걀 7개 혹은 우유 2ℓ, 콩 120~130g에 해당한다. 그러나 이 정도 양의 단백질을 먹으면 현실적으로 초저열량 식단을 실천할 수 없다. 초저열량 식단을 실천하면서 1일 단백질 권장 섭취량을 충족하려면 식물성 단백질 파우더를 섭취하는 방법이 있다. 식물성 단백질 파우더를 밥숟가락 기준으로 하루 네 숟가락(40g) 먹으면 1일 식물성 단백질 섭취량(48~60g)이 상당부분 충족된다. 내가 앞서 언급한 아이에스업소식 단백질 파우더가 바로 콩과 현미를 주원료로 만든 제품이다. 초저열량으로 소식을 하면서도 건강을 챙길 수 있는 방법이니 식물성 단백질 파우더를 적극적으로 활용하자.

## 초저열량 식단은 언제까지 유지해야 할까?

초저열량 식단이 아무리 건강에 좋다고 해도 평생 이렇게 식사를 할 수 없다. 단식에 가까운 소식으로 몸이 굶는다고 느끼는 기간을 무한정 유지할 수 없는 노릇이다. 이 방법은 적정 체중으로 살을 빼기 위한 하나의 단계일 뿐이다.

초저열량 식단의 핵심은 건강하게 굶는 것이다. 탄수화물을 아예 안 먹는 케토제닉 다이어트, 한 가지 음식만 계속 먹는 원푸드 다이어트 등 극단적인 방법의 식이조절은 몸을 망가뜨린다. 소식과 일반식을 주기적으로 하면서 몸을 관리해야 하는데, 무작정 소식하거나 단식을 하면 체내 영양 불균형이 발생한다. 그 결과 미토콘드리아가 죽고, 머리카락이 많이 빠지고, 피부가 푸석푸석해지는 등 몸이 상하는 경우가 있다. 단식의 목적이 미토콘드리아 재생이었는데 정반대의 결과가 발생하는 것이다.

그렇다면 건강한 단식은 무엇을 의미할까? 규칙적이고 계획적인 단식을 말한다. 쉽게 말해 '파트타임 다이어트'라고 생각하면 좋겠다. 정해진 시간 동안만 일하는 파트타임 아르바이트처럼, 정해진 시간 동안만 계획적으로 단식을 하면 건강한 간헐적 단식이 가능하다. 그야말로 먹고 단식하고 먹고 단식하는 과정을 반복하는 셈이 되는데, 이와 관련한 여러 조합의 간헐적 단식에 대한 이야기는 바로 다음 장에서 소개하겠다.

# 치팅데이는 다이어트에 도움이 될까?

다이어트를 하는 동안 먹고 싶은 음식을 참고 참다가 한 번씩 식욕이 폭발해 과식하는 경우가 있다. 그래서 처음부터 다이어트에 대한 보상으로 치팅데이cheating day를 갖는 사람이 있다. 소식이나 단식을 하는 동안에는 음식을 자제하다가 정해진 날에 먹고 싶었던 음식을 무장 해제해서 먹는 것이다. 이러한 치팅데이가 과연 다이어트에 도움이 될까?

이 질문에 대한 답은 '사람마다 다르다'이다. 한 번은 가수이자 음악 프로듀서인 유재환 씨, 그리고 헬스 트레이너인 김주원 씨와 방송을 한 적이 있었다. 두 사람의 공통점은 다이어트 종결자라는 점이다. 유재환 씨는 4개월 만에 32kg을, 김주원 씨는 5년 동안 50kg을 뺐다고 한다. 그런데 두 사람은 치팅데이에 대한 의견이 달랐다. 유재환 씨는 유혹에 빠지지 않기 위해 치팅데이를 갖지 않은 반면, 김주원 씨는 치팅데이가 다이어트에 도움이 되었다는 것이다.

사람마다 다르지만 일반적으로 다이어트 중 쉬는 날은 필요하다. 다이어트가 스트레스가 되면 반드시 실패할 수밖에 없기 때문이다. 이때 치팅데이가 도움이 되는 건 분명하다. 하지만 도움이 되지 않는 경우도 있다. 아직 다이어트가 안정기에 접어들지 않았을 때다. 탄수화물 중독이나 인슐린 저항성이 개선되지 않은 사람은 치팅데이에 갑자기 많은 음식을 먹을 경우 탄수화물에 대한 갈망이 더욱 커질 수 있다.

유재환 씨가 유혹이 두려워 치팅데이를 갖지 않은 것은 아주 현명한 선택이라고 생각한다. 4개월이라는 짧은 시간 동안 32kg을 뺐기 때문이다. 그 기간 동안 치팅데이를 가졌다간 음식 앞에 속절없이 무너졌을 것이다. 반면 5년 동안 50kg을 뺀 김주원 씨는 장기간에 걸쳐 다이어트를 실천한 덕분에 탄수화물에 대한 절제력이 어느 정도 자리를 잡았을 것이다. 치팅데이 다음 날 바로 다이어트 모드로 전환하는 것이 비교적 수월하다고 봐야 한다.

치팅데이의 선택은 유재환 씨와 김주원 씨의 사례처럼 내가 어느 정도 기간을 두고 다이어트를 목표로 하는지, 탄수화물 자제에 대한 내 몸의 반응이 어느 정도 수준인지를 두고 선택해야 한다.

# 09

# 건강하게 굶는
# 간헐적 단식 3가지 방법

달달한 음식을 먹으면 짠 음식이 생각나고, 짠 음식을 먹고 나면 달달한 음식을 먹어줘야 제대로 먹은 느낌이 난다. 짭짤한 간장게장을 먹고 후식으로 달달한 아이스크림을 먹는 식이다. 이후에는 다시 짭짤한 마른오징어를 간식으로 먹다가 입이 텁텁해져 달고 시원한 콜라로 입가심을 하기도 한다.

그러나 이런 식으로 끊임없이 음식을 먹으면 입만 즐거울 뿐이다. 체내에서는 먹은 음식을 소화시키느라 인슐린이 항상 높은 상태에 머무르게 되고, 미토콘드리아는 과로를 하게 된다. 호르몬 균형이 깨지는 것은 물론 체중까지 증가하게 된다. 이는 단순히 먹는 만큼 살이 찌는 것이 아니라 훗날 적게 먹고 많이 움직여도 노력만큼 살이 빠지지 않는 문제로 이어질 수 있다.

이러한 문제가 발생하지 않기 위해, 그리고 문제가 발생하더라도 정상적인 몸으로 바로잡기 위해 할 수 있는 선택이 있다. 바로 '단식'이다. 우리가 지금까지 많이 들어본 간헐적 단식이 바로 여기에 해당된다.

단식이라고 해서 무작정 굶는 건 아니다. 무분별하게 굶는 것은 건강을 해치지만 계획에 따라 주기적으로, 과학적으로, 규칙적으로 하는 단식은 오히려 건강을 강화시킨다. 우리가 음식을 섭취하지 않으면 체내 지방 분해가 빨라지고 염증 세포의 정화 작용이 나타난다. 그야말로 단식의 재조명이 아닐 수 없다. 단식을 안정적으로 하게 되면 혈압이 감소하고 인슐린 감수성 및 세포 스트레스 저항력cellular stress resistance 상승 등 긍정적인 생리학적 반응이 일어난다. 이러한 반응은 규칙적으로 유산소 운동을 했을 때의 효과와 비슷하다. 운동을 하기 너무 힘들다면 운동을 했을 때 체내에 유사한 효과가 일어나는 단식을 해보는 건 어떨까?

나는 이렇게 과학적이고 계획적인 단식을 '먹단먹단'이라고 부른다. 주기적으로 먹고 단식하고 먹고 단식한다는 뜻이다. 앞서 말했듯, 단식을 하면 우리 몸은 음식이 들어오지 않아 비상사태에 돌입한다. 이때 몸은 스스로 살기 위해 나쁜 세포를 먹어 치우며 자가포식을 한다. 이는 정화 작용의 긍정적인 측면이 있지만, 자가포식을 반복하는 것은 좋지 않다. 우리 몸은 음식을 섭취함으로써 세포 분열과 재생 기능도 이루어져야 하기 때문이다. 그래서 계속 굶거나 계속 먹는 것이 아닌, 먹고 단식하고 먹고 단식하는 '먹단먹단'이 필요한 것이다. 그렇다면 건강을 챙기면서 바람직하게 단식하는 방법은 어떤 것들이 있을까? 아래에 세 가지 방법의 먹단먹단을 소개한다.

### 16:8 단식

하루 24시간 중 8시간만 먹고 16시간을 굶는 방법이다. 만약 아침 7시에 밥을 먹었다면 오후 3시까지만 먹을 수 있다. 또는 낮 12시에 식사를 시작했다면 저녁 8시까지 먹을 수 있다. 하루 일과나 생활 습관에 따라 식사 시간을 달리 정하면 된다. 참고로 덧붙이자면, 장내 세균 이야기를 할 때 오후 3시 이후의 금식과 소식이 좋다는 말을 했었다. 장내 세균이 오후 3시까지만 일을 하기 때문이다. 이 시간이 지나면 장내 세균도 잠을 잔다. 만약 가능하다면 세균이 충분히 쉴 수 있도록 오전 7시부터 오후 3시까지 식사하기를 추천한다.

커다란 원칙은 16시간 단식을 잘 지키는 것이다. 식사량은 평소대로 하면 된다. 그러나 16시간이나 굶으니까 먹을 수 있는 시간에 최대한 많이 먹겠다는 마음으로 폭식을 하는 것은 바람직하지 않다. 매일 16:8의 간헐적 단식이 너무 힘들다면 이틀에 한 번씩 해도 괜찮다. 어쨌든 체내 환경이 쉴 수 있는 시간을 주는 것이므로 체중 감량 효과가 있다.

### 52 단식

16:8 단식은 하루를 기준으로 간헐적 단식을 하는 것이라면,

52 단식은 일주일을 기준으로 실천하는 단식이다. 5일 동안은 일반식을 먹고, 나머지 2일 동안은 단식을 하는 방법이다. 직장인처럼 사회생활을 하는 사람이라면 이 방법이 더 적합할 수 있다.

언젠가 한 지인과 이야기를 나누다가 그녀는 평일 5일 동안은 직장 동료들과 점심, 저녁, 때로는 회식까지 함께하며 적극적으로 음식을 먹지만 주말이면 거의 굶다시피 하는 라이프 스타일을 유지한다는 걸 알게 됐다. 일부러 52단식을 의도했던 건 아니었다고 한다. 그저 주말에는 음식을 챙겨 먹을 에너지가 없어 오롯이 쉬는 데 집중한다는 거였다. 그 결과 그녀는 평일에 식사 제한을 따로 하지 않지만 주말 동안의 간헐적 단식 덕분에 날씬한 몸매를 계속 유지할 수 있었다.

52단식은 이틀 동안 굶으면 되는데, 이게 말처럼 쉽지 않다. 이때는 앞서 언급한대로 단백질 파우더를 이용한 초저열량 단식 식단을 따라해보자. 음식을 먹긴 하지만 몸에서는 단식처럼 느낄 정도만 실천하면 된다.

### 255 단식

255 단식은 30일을 기준으로 25일은 일반식을 하고 나머지 5일을 단식하는 방법이다. 5일간 아무것도 먹지 않을 수 없으니 52 단식과 마찬가지로 초저열량 식단을 따르면 된다.

몸에서 단식으로 인식하는 5일은 그동안 망가진 미토콘드리아가 다시 살아나는 기간이 된다. 최소한의 음식을 먹기 때문에 그

냥 굶는 것이 아니며, 과로를 했던 미토콘드리아에게 충분히 쉴 수 있는 시간을 주는 것이다.

실제로 2019년 1월에 방영된 다큐멘터리 〈SBS 스페셜 : 끼니반란〉 편에서는 255 단식으로 3개월 동안 초저열량 FMD 식단을 실천한 사람의 혈압, 혈당, 콜레스테롤 등을 검사했더니 각종 건강 지표가 훨씬 나아졌다는 결과를 보도하기도 했다. 이처럼 한 달에 며칠만 단식에 가까운 식이조절을 하는 것만으로도 미토콘드리아 공장은 살아날 수 있다.

세 가지 단식 방법을 실천할 때 주의할 점은 '건강하게 규칙적으로 굶는 것'이다. 건강한 단식의 기준 중 하나가 일정한 주기이므로 자신의 라이프 스타일에 잘 맞는 방법을 선택하면 된다. 무리한 단식과 소식으로 급격히 살을 빼는 것은 건강만 잃을 뿐이다. 특히 건강하게 나이 들기 위한 항노화 관리의 하나로 실천하는 다이어트라면 결코 무리하게 진행할 이유가 없다.

계획된 단식으로 얻을 수 있는 효과는 체중 감량은 물론 복부 지방 감소, 면역력 증가, 근육량 유지 및 증가, 식욕 조절, 피부 재생, 수명 증가, 혈당·혈압·콜레스테롤의 정상 수치 등이다. 항노화 관리의 다이어트는 단순히 체중 하나만 바라보고 하는 것이 아님을 명심하자.

## 1일 1식의 간헐적 단식은 항노화 관리에 도움이 될까?

간헐적 단식이 처음 국내에 소개됐을 때 가장 화제가 됐던 방법은 '1일 1식'이었다. 말 그대로 하루에 한 끼만 먹는 것이다. 이 또한 간헐적 단식이라고 볼 수 있다. 앞서 세 가지 단식 방법을 소개할 때 1일 1식을 포함하지 않은 건 영양 불균형에 대한 내 생각 때문이다.

나는 하루에 한 끼만 먹는 것으로 우리 몸에 필요한 영양소를 제대로 섭취할 수 없다고 생각한다. 단백질, 탄수화물, 지방, 무기질, 미네랄, 비타민 등을 한 끼에 완벽히 구성할 수 있다면 1일 1식도 괜찮지만 현실적으로 쉽지 않다. 차라리 먹고 단식하고 먹고 단식하는 방법으로 규칙적인 식사를 함으로써 필요한 영양소를 놓치지 않는 것이 더 좋다. 내가 계획적인 단식을 이야기하면서 '먹단먹단'을 강조하는 것도 같은 이유다.

# 10

# 일반식을 먹으면서
# 살찌지 않을 수 있을까

나에게 체중 관리를 받는 사람이 어느 순간 다이어트 안정기에 접어들 때가 있다. 차차 일반식을 해도 괜찮을 것 같아 일반식을 권하면 간혹 이를 잘못 이해하고 배가 부를 때까지 식사하는 경우가 있다. 내가 말하는 일반식은 먹을 수 있는 만큼 충분히 먹으라는 것이 아니다. 일반식을 먹더라도 살이 찌지 않는 방법으로 먹으라는 의미다. 여기서는 일반식을 할 때 살찌지 않는 식사법에 대해 말하고자 한다.

### ① 천천히 골고루 씹어 먹는다

천천히 먹는 것이 가능하려면 밥을 먹기 전에 너무 허기지지 않아야 한다. 배가 고플 때까지 식사를 참지 말고 견과류 등을 간식으로 먹으며 허기를 달래 두는 것도 좋은 방법이다. 식사 전

30분쯤 물을 한 컵 마셔두는 것도 괜찮다.

식사는 20분 이상 천천히 먹어야 뇌의 포만감 중추에 '이제 슬슬 배가 부른데'라는 포만감 신호가 전달된다. 빨리 먹다 보면 이 신호가 전달되기도 전에 식사가 끝나버려 과식하기 쉽다. 천천히 먹기 위해서는 한입을 적게 뜨는 습관을 들이는 게 좋다.

### ② 먹는 시간만큼 먹는 순서도 중요하다

음식을 먹을 때 좋아하는 음식을 최대한 아껴두었다가 나중에 먹는 사람이 있는가 하면, 먹고 싶은 음식부터 먹고 싫어하는 건 나중에 먹는 사람이 있다. 그러나 살찌지 않으려면 개인의 선호가 아닌, 음식의 종류로 먹는 순서를 정해야 한다.

섬유질이 풍부한 채소, 특히 잎채소나 해조류를 제일 먼저 먹어 초반에 포만감을 느끼게끔 하는 것이 좋다. 그다음에는 음식이 소화 흡수될 때 에너지를 많이 쓰는 단백질을 먹는다. 달걀, 두부, 육류(살코기 위주), 생선, 견과류 등의 단백질과 함께 좋은 지방도 같이 먹는 것을 추천한다. 이렇게 단백질과 지방을 먹은 후에 탄수화물을 먹는 것이 살이 최대한 안 찌는 식사 순서다.

끼니마다 충분한 양의 채소와 단백질 식품, 올리브유와 아보카도 같은 좋은 지방을 섭취해 인슐린 농도를 안정시키는 것이 무엇보다 중요하다. 만약 빠르게 살을 빼고 싶다면 일정 기간 동안 탄수화물을 제한하는 것도 방법이다. 그러나 일반식 단계에서 굳이 탄수화물을 안 먹을 필요는 없다. 탄수화물을 가장 나중에 먹는 것도 일반식에서는 괜찮은 효과를 발휘한다.

섭취 열량에 제한을 두지 않고 먹는 일반식에서 단백질 섭취량을 늘리면 하루 에너지 섭취가 약 16% 감소하는 효과가 있다 (International journal of obesity and related metabolic disorder, 1999 ; 23: 528-536). 고기를 상추에 싸서 배부르게 먹은 다음 날 체중이 별로 늘지 않는 것도 같은 이치라고 할 수 있다.

또한 일반식에서 단백질 섭취를 늘리면 체내 에너지 소비가 증가한다. 포만감도 크게 느껴 식사량이 줄어도 과식을 하지 않게 된다. 결국 인슐린 저항성이 감소하면서 체중 조절이 쉬워지는 셈이다.

일반식에서는 열량 계산 대신 먹는 속도와 순서에 신경을 쓰는 것으로 체중 조절이 가능하다. 기본적으로 꼭꼭 씹으며 천천히 먹되, 먹는 순서를 채소와 버섯 - 해조류 - 살코기와 생선 - 두부 - 달걀 순서로 먹고 마지막에 탄수화물을 먹는 점만 잊지 않으면 얼마든지 살찌지 않는 식사를 할 수 있을 것이다.

# 과일도 살이 찔까?

과일에는 과당이라는 오각형 구조인 단당류 당이 들어있다. 이는 포도당과 달리 대사 과정이 독특해 인슐린과 렙틴 분비를 크게 자극하지 않는다. 반면 90% 이상이 간에서 대사되어 포도당보다 대사가 즉각적으로 이뤄지고 중성 지방 합성을 촉진한다. 그로 인해 간에 지방이 쌓이는 결과를 불러온다. 즉 과일을 대량으로 많이 먹으면 고기를 먹지 않아도 지방간이 생기고 뱃살이 찌는 것이다.

과일은 당지수가 높은 것이 많아 쉽게 살이 찐다. 특히 바나나에는 과당뿐만 아니라 전분도 들어있어 마음껏 먹는 것은 조심해야 한다. 끼니 대용으로는 괜찮지만 간식으로는 부담스러운 수준이라고 봐야한다. 그렇다면 과일을 거의 먹지 말아야 할까? 그렇지는 않다. 과일에는 식이섬유, 미네랄, 비타민 등 항산화 성분이 풍부해 적당히 먹으면 몸에 좋다.

다이어트 중에 먹기 가장 적당한 과일은 항산화 효과가 큰 베리류다. 그다음으로는 사과와 감이다. 안토시아닌이 풍부한 붉은 오렌지도 추천한다. 포도의 경우 항암 및 항산화 효과가 뛰어난 과일이다. 혈청 콜레스테롤을 낮춰주는 폴리페놀의 일종인 레스베라트롤resveratrol을 섭취하려면 포도의 껍질과 씨까지 먹는 게 좋다.

과일 중 단백질과 지방이 풍부하고 당 함량이 낮아 마음껏 먹어도 되는 과일은 베리류와 아보카도 정도다. 배, 복숭아, 사과, 감, 오렌지, 자두 등은 손바닥 크기 정도만 먹고 바나나, 망고, 파인애플 등 열대 과일은 당 함량이 높으므로 목표 체중에 이를 때까지는 제한하는 게 좋다.

가장 멀리해야 하는 것은 말린 과일이다. 같은 양을 먹더라도 말린 과일은 생과일에 비해 당질이 5~10배나 높다. 또한 건조 과정을 거치면서 곰팡이 독소가 늘어나기도 하므로 가능한 생과일을 먹는 게 좋다. 과일은 채소와 엄연히 다르다. 한주먹 크기의 적당량을 껍질째 먹고, 당분이 지나치게 높은 열대 과일이나 말린 과일은 최대한 멀리하자.

# 11

# 열심히 운동하면
# 오히려 살이 찐다?

새해가 되면 사람들이 유난히 붐비는 곳이 있다. 바로 헬스장이다. 많은 사람들이 다이어트를 결심하고 운동하기 위해 헬스장을 찾지만 꾸준히 운동하는 게 말처럼 쉽지 않다. 운동이 힘든 이유도 있지만 생각보다 살이 빠지지 않는 것에 실망하는 마음이 더 커서일 것이다.

열심히 운동하는 만큼 살이 빠진다면 헬스장에 발길을 끊는 일이 줄어들 텐데, 어째서 운동을 해도 살이 빠지지 않는 걸까? 열심히 운동하지 않는 사람의 문제일까? 절대 그렇시 않다. 운동을 해도 살이 빠지지 않는 건 당연한 일이다.

솔직히 고백하자면 나도 과거에는 적게 먹고 운동하는 게 다이어트의 정석이라고 생각했다. 그래서 누군가 "저는 운동을 열심히 하는데 오히려 살이 2kg이나 쪘어요"라고 말하면 그 말을 믿지 못했다. '에이, 자기도 모르게 더 먹는 거겠지' 하는 생각을 하기도 했다. 하지만 비만·항노화 클리닉을 운영하는 지금은 운동을 했더니 오히려 살이 쪘다는 사람들의 이야기를 믿는다.

이는 헬스 트레이너도 잘 아는 사실이다. 운동만으로는 살이 안 빠지기 때문에 회원들의 식단 조절까지 관리하는 것이다. 회원들이 하루 동안 무슨 음식을 먹었는지 체크하면서 체중 감량에 방해가 되는 음식을 걸러준다. 그렇게 하지 않고 운동만 해서는 체중 감량 목표를 달성할 수 없기 때문이다.

## 운동을 해도 살이 빠지지 않는 이유

운동을 해도 살이 빠지지 않는다는 사실은 이미 여러 논문과 연구에서 확인된 바 있다. 영국 킹스칼리지런던의 유전역학 교수이자 과학저술가인 팀 스펙터Tim Spector가 쓴 《다이어트 신화The Diet Myth(2015)》에는 러닝매거진 〈러너스 월드Runner's world〉의 구독자를 대상으로 실시한 연구 내용이 나온다. 규칙적으로 달리기를 하는 1만2천 명의 사람들을 수년간 추적해 달리는 거리와 체중을 확인한 결과, 달리는 거리와 상관없이 거의 모든 사람들이 매년 조금씩 체중이 증가했다.

또 다른 연구에서는 20주 동안 근지구력 훈련 프로그램에 참여한 남녀 500명을 관찰했다. 남성은 평균 0.5kg 이하의 체중 감량이 나타났고, 여성은 체중 변화가 거의 없었다. 식단 조절을 하지 않았다는 걸 감안하더라도 무려 20주나 되는 기간 동안 꾸준히 운동한 것 치고 너무 가혹한 결과가 아닌가. 더욱 놀라운 사실은 운동을 한 여성 중 체중과 체지방이 늘어난 경우도 많았다는 것이다. 나에게 진료를 받는 사람 중에도 운동해서 몸이 붓고 체중이 2kg 이상 증가했다며 호소하는 사람들이 있다.

이 경우 원인이 무엇인지 소변유기산 검사를 해보면 금세 알 수 있는데, 주로 몸에 젖산이 많이 쌓여 있을 때 이러한 현상이 발생한다. 우리가 운동을 하면 근육 세포 속 미토콘드리아가 포도당을 에너지 원료로 만든다. 이때 에너지 원료를 넉넉히 만들려면 충분한 산소가 필요하다. 그런데 격한 운동을 하면 체내 산소가 부족해지기 때문에 미토콘드리아의 에너지 생산량이 줄어든다. 동시에 젖산이라는 피로 물질이 생성된다.

젖산이 쌓인 상태로 운동을 계속하면 미토콘드리아가 에너지를 만드는 과정에 문제가 생기고 대사가 떨어지게 된다. 체내에서 포도당 이용이 어려운 상태가 되는 것이다.

이런 사람이 계속 운동을 하면 젖산이 점점 쌓여 몸이 붓게 된다. 운동을 할수록 살은 안 빠지고 체중이 늘어나는 악순환을 겪게 되는 것이다. 이 경우 엄지손가락이 시작되는 손바닥 근육을 누르면 깜짝 놀랄 정도로 심한 통증을 느낀다. 이 통증은 젖산이 쌓여 생긴 것이다. 평소 사용하지 않던 근육에 무리가 가면 통증이 생기는데, 이 경우도 몸속에 쌓인 젖산이 근육 통증을 키우고 음식의 소화 흡수를 더디게 한 것이라 볼 수 있다.

이러한 문제를 해결하려면 무산소 운동을 줄여야 한다. 유산소 운동을 가볍게 하며 몸의 순환에 도움이 되는 스트레칭을 하는 편이 더 좋다. 이와 더불어 영양제(아르기닌, 스티몰)와 코엔자임 Q10을 섭취하면 에너지 대사를 활성화하는 데 도움이 된다.

### 운동을 한 후 생기는 보상 심리

운동을 하면 나도 모르게 식사량이 더 늘어나는 경우가 많다. 우리 몸은 원래 욕심이 많아 무언가를 잃기 싫어하는 경향이 있는데, 체지방 역시 어떻게든 지키려고 노력하는 것이다. 우리 몸은 체중이 줄어드는 걸 자동으로 억제하도록 프로그램이 되어 있다고 봐야 한다.

운동을 하면 배고픔이 더 밀려오는 것도 있지만, '운동을 했으니 이 정도는 먹어도 괜찮겠지?'라는 보상 심리가 발동하기도 한다. 그래서 나도 모르게 음식 섭취량이 많아진다. 실제로 느끼는 허기보다 음식을 더 많이 먹어도 괜찮을 거라는 생각이 살을 찌게 만든다. 운동을 하면 먹는 양이 더 증가한다는 연구 결과도 있다. 그러니 체중 관리를 할 때 내가 온종일 먹은 음식을 기록하는 일지를 써보기를 권한다.

### 다이어트에 도움이 안 되는 운동을 해야 하는 이유

살이 빠지기는커녕 오히려 살찌게 하는 운동에 대해 다시 생각해보게 되었는가? 어차피 하고 싶지도 않았는데 다이어트에 아무런 소용이 없다면 죄책감을 갖지 않고 운동을 포기해도 괜찮은 걸까?

이 질문에 대한 대답이 '아니오'라는 건 쉽게 짐작할 수 있을 것이다. 살을 빼기 위한 운동 말고 건강하게 나이 들기 위한 항노화 관리의 운동은 반드시 필요하다. 운동을 전혀 하지 않는 사람의 건강 지수와 비만인 사람의 건강 지수를 비교했을 때 운동을 전혀 하지 않는 사람의 조기 사망률이 2배 이상 높게 나타난다. 살찐 사람보다 더욱 위험한 사람은 운동을 하지 않는 사람이라는 뜻이다.

온종일 의자에 앉아 생활하는 사람이 일주일에 20분 정도 속보로 걷기만 해도 조기 사망 비율이 25%까지 줄어든다. 심폐 기능이 좋아지는 것은 물론이다. 건강하게 나이 들고 싶다면 당장 시작해야 하는 게 바로 운동인 셈이다.

또한 운동을 하면 장내 환경도 좋아진다. 많은 사람들이 장 건강을 위해 유산균을 먹는데, 운동을 하면 장내 미생물이 활성화되어 유익균이 저절로 늘어난다. 유산균을 챙겨 먹는 것보다 걷기 운동을 하는 게 훨씬 더 나은 선택이다.

다시 한번 말하지만 운동은 살을 빼는 데 도움을 주지 못한다. 하지만 심장 및 장 건강에 이로운 영향을 주어 더욱 활동석이고 즐겁게 생활하도록 만들어준다. 이것이 바로 건강하게 나이 드는 라이프 스타일의 가장 기본 바탕이다. '다이어트 = 운동'의 공식을 깨버리고 '운동 = 항노화 관리'라는 새로운 공식을 기억해야 한다.

# 12

# 적게 먹어도
# 요요 현상을 겪는 이유

과체중과 비만이 건강을 해치는 질병의 개념이라면, 과연 완치가 가능할까? 모두가 알고 있는 사실이지만 살을 빼는 건 어렵고 뺀 살을 유지하는 건 더 어렵다. 그러니 살을 빼고 나서 다시 살찌는 요요 현상을 겪는 사람을 볼 때면 의사로서 참 안타깝다. 무엇보다 다시 살찐 사람이 요요의 원인을 자신의 의지력 부족으로 돌릴 때 가장 안타깝다. 절대 그런 이유 때문에 체중이 예전으로 돌아가는 게 아니다. 자신을 탓하며 괴로워하는 일을 당장 멈추어야 한다.

### 우리의 몸은 원래 고집이 세다

눈이 아주 나빴던 사람이 시력 교정 수술을 해서 잘 보이는 상태가 되었다 해도 어느 정도 시간이 흐르면 다시 눈이 나빠지는 경우가 꽤 있다. 치아 교정을 한 사람 역시 치아 교정 장치를 제대로 관리하지 않으면 다시 예전처럼 치아가 틀어지는 일이 종종 생긴다. 우리 몸은 원래 고집이 세서 예전의 모습으로 돌아가려는 성질이 있기 때문이다.

체중 조절도 똑같다. 어느 정도 살을 뺐다 하더라도 우리 몸은 다시 예전 체중으로 돌아가려고 애를 쓴다. 나의 의지력이 부족해서가 아니라 원래 사람의 몸이 그렇게 구조화된 탓이다. 게다가 언제 끼니를 해결할지 알 수 없었던 원시 시대에는 어떻게든 굶어 죽지 않기 위해 살이 쉽게 빠질 수 없도록 유전자가 세팅되어 있었다. 그 유전자가 아직도 우리 몸에 남아 있다. 이제는 언제든 배가 고플 때마다 음식을 먹을 수 있지만 유전자는 시대의 변화를 따라오지 못했다. 적게 먹고 운동을 해도 요요 현상이 오는건 어쩔 수 없는 것이다.

미국 캘리포니아대학교 로스앤젤레스캠퍼스에서 비만 관련 연구팀이 31개의 장기적인 연구 결과를 분석한 리포트를 발표했다(Dieting does not work, UCLA researchers report UCLA psychologists Traci Mann and Janet Tomiyama analyzed 31 long-term studies on dieting. Stuart Wolpert | April 3, 2007). 식사량을 줄여 체중 감량에 성공한 사람들을 관찰해보니 2년 뒤에는 23%, 5년 뒤에는 83%가 다시 예전 체중으로 돌아갔다는 것이다. 그리고 이들 중 50%는 평균 5kg 정도 더 살이 쪘다. 상당히 놀라운 결과가 아닐 수 없다.

의학적인 이유는 지방 세포의 크기와 관련이 있다. 살이 빠지면 너무 당연하게도 지방 세포의 크기가 작아진다. 우리가 음식을 먹으면 지방 세포에서 포만감을 느끼게 하는 호르몬이 분비되는데, 살이 빠져서 지방 세포가 작아지면 이 호르몬도 덜 분비된다. 그 결과 살쪘을 때(지방 세포 크기가 컸을 때)보다 포만감을 덜 느끼게 되고 먹은 양에 만족하지 못하는 순간이 오는 것이다. 때문에 다이어트에 성공한 사람 대부분이 어느 정도 시간이 흐르면 이런 말을 한다.

"식사량을 조절하는 게 너무 힘들어요."
"제 의지가 많이 약해졌나 봐요. 자꾸 체중이 늘어요."

이는 너무나 당연한 현상이다. 지방 세포의 크기가 줄면서 포만감을 느끼는 호르몬도 줄어 식욕이 생기는 것이기 때문이다. 먹는 양을 줄여서 살이 빠지고 몸이 건강해지면 체내 인슐린 감수성이 좋아지고, 에너지 대사가 정상적으로 이루어지며, 남은 영양소는 지방으로 저장된다. 그런데 다시 식욕이 늘면 한창 살을 빼던 때보다 음식을 더 먹게 되어 체내에 저장되는 지방이 늘어나게 된다. 결국 요요 현상이 나타날 수밖에 없는 것이다.

그러니 우리 몸은 생리학적으로 다시 살찔 수밖에 없도록 설계되었다는 점을 이해해야 한다. 다시 체중이 늘어 건강과 멀어지게 되면 소식 및 단식을 하며 인슐린 호르몬 불균형을 바로잡는 노력을 하면 된다. 탄수화물을 적게 먹고 양질의 단백질과 지방을 적당히 섭취해 미토콘드리아 공장이 정상적으로 돌아가게끔 생체 리듬을 되돌리는 과정을 반복하면 되는 것이다. 내가 앞서 간헐적 단식에서 이야기했듯 먹고 단식하고 먹고 단식하는 '먹단먹단'의 계획적인 실천이 바로 이러한 과정을 말한다.

## 다이어트의 굴레에서 벗어나는 방법

역설적으로 들리겠지만, 이제는 다이어트를 멈추어야 한다. 목표 체중에 도달하고 끝나는 것이 아니기 때문이다. 건강한 몸을 오래도록 유지하는 것이야말로 진정한 목적이 되어야 한다. 이를 위해서는 다이어트의 굴레에서 벗어나야 한다.

단순히 살을 빼는 것은 생각보다 어렵지 않을 수 있다. 첫 다이어트는 쉬웠다고 말하는 사람이 있다. 하지만 다이어트는 하면 할수록 역풍을 가져온다. 체중을 유지하기에 우리 몸은 너무 이기적으로 설계되었기 때문이다. 고통스럽고 독한 다이어트는 실패할 수밖에 없다. 평생 그러한 고통을 참으며 살 수 없지 않은가.

이제는 힘든 다이어터가 아닌 행복한 유지어터로 살기 위해 라이프 스타일을 바꿀 때다. 건강하게 나이 들기 위한 항노화 관리인데 즐겁고 행복해야지, 괴롭고 스트레스를 받는 방식은 말이 안 된다. 이를 위해 다음의 '유지어터 오계명'을 참고해보자.

### ① 현실적인 목표 체중 정하기

사람의 몸은 나이가 들면서 점차 변한다. 호르몬과 체질도 바뀌게 마련이다. 20대 때 호리호리했던 몸무게만 생각하며 무조건 그때로 돌아가려는 무리한 노력을 멈춰야 한다. 지금 내 몸무게에서 10~15%를 줄이는 현실적인 목표를 설정하는 게 좋다. 체중관리는 시도가 아니라 실행이다. 작은 성공을 맛보는 게 무엇보다 중요하다.

## ② 첫 2주를 무사히 넘기기

다이어트는 첫 2주가 핵심이다. 식사량을 줄이고 탄수화물 중독의 사슬을 끊어내는 데 최소한으로 필요한 시간이기 때문이다. 2주를 무사히 보냈다면 지방을 축적하는 몸에서 지방을 분해하는 몸으로 바뀌기 시작한다. 이때부터는 운동을 하며 지방 독소를 내보내는 활동 스위치를 켜야 한다. 이 시기를 잘 넘기면 유지어터가 되는 것은 시간문제다.

## ③ 일정한 식사 시간 지키기

언젠가 TV에서 최수종, 하희라 부부가 여행을 하는 장면을 본 적이 있다. 최수종 씨가 몰래 이벤트를 준비했는데 마침 하희라 씨의 점심 식사 시간과 겹쳐 굉장히 곤란한 상황이었다. 하희라 씨는 무조건 정해진 시간에 밥을 먹어야 한다고 했다. 예능에서는 이 에피소드가 해프닝과도 같은 소재로 쓰였지만, 의사인 내게는 하희라 씨의 식습관이 굉장히 큰 인상을 남겼다. 유지어터에게 정말 중요한 라이프 스타일은 규칙적인 식사이기 때문이다.

두 끼 이상 일정한 시간에 밥을 먹으면 인슐린 저항성이 개선되고 식욕 조절 호르몬을 달래는 효과가 있다. 아무리 바빠도 굶다가 몰아서 밥을 먹지 말고 가급적이면 식사 시간을 지키는 습관을 가져야 한다. 그리고 끼니마다 양질의 단백질과 지방 섭취를 점차 늘리는 게 좋다.

### ④ 마음의 독소인 스트레스 관리하기

다이어트에 성공하고도 다시 예전 체중으로 돌아가는 스위치를 켜는 건 스트레스가 한몫할 때가 많다. 평소에 식욕 조절을 잘하다가도 스트레스가 심할 때면 폭식을 하는데, 이러한 사이클이 반복되다보니 점점 살이 찌는 것이다. 내가 어떨 때 스트레스를 심하게 받는지, 그때마다 어떻게 대처하면 폭식으로 이어지지 않는지를 파악해야 유지어터가 될 수 있다. 여기에 더해 적어도 6시간 이상 잠을 자도록 노력해야 한다. 일상이 건강해야 다이어트도 가능하다.

### ⑤ 서포터 찾기

행복한 유지어터는 주변에 자신을 지지해주는 사람을 두고 있는 경우가 많다. 서포터는 건강하게 나이 드는 목표를 가진 사람이거나 자신의 주치의, 혹은 가족이나 친구가 될 수 있다. 그들과 서로 긍정적인 에너지를 주고받으며 건강한 일상을 유지하자. 때에 따라서는 다이어트 앱으로 내가 나를 모니터링하며 자신의 유지어터 생활을 응원할 수도 있다.

설사 다이어트에 성공한 후 다시 살이 쪘다 하더라도 괜찮다. 긍정적인 에너지를 보내주는 서포터들 덕분에 다시 힘을 내서 다이어트에 도전할 수 있다. 행복한 유지어터에게 실수는 있지만 실패는 없다.

원하는 체중까지 살을 뺐다면 체중 유지는 오직 습관만으로 이룰 수 있다. 그 습관이 무조건 자신의 의지력에 달렸다고 착각하지 않길 바란다. 몸에 대한 이해가 있다면 자신을 자책하며 무너지는 일이 생기지 않을 수 있다. 건강하게 나이 드는 항노화의 관점에서 다이어트에 접근하고, 이후에는 유지어터 오계명을 실천하자. 성공적인 유지어터의 비결은 행복하고 즐거운 라이프 스타일임을 잊지 말자.

# 13

# 항노화 관리에
# 효과적인 영양제

TV 방송 중에 10년 이상 장수한 건강 프로그램이 있었다. 매주 우리 몸에 좋은 음식과 의학 정보를 전달하던 방송이었다. 이 방송에서 어떤 식품이 좋다고 이야기하면 바로 다음 날 시장과 마트에서 그 식품이 동나는 진풍경이 자주 벌어지곤 했다. 그만큼 건강에 대한 사람들의 관심이 높았던 것이리라.

이와 비슷한 현상은 방송이 종영된 지금도 계속되고 있다. 어떤 영양제가 좋다는 소문이 돌면 정말 놀랍게도 너도나도 그 영양제를 사 먹지 않던가. 한때 달맞이유, 스피루리나, 노니, 프로폴리스, 오메가-3 등이 유행처럼 번진 것을 기억할 것이다. 모르긴 해도 한 번쯤은 몸에 좋다는 영양제를 사서 먹어본 적이 있을 텐데, 실제로 효과를 직접 경험한 적이 있는지 생각해보면 딱히 그렇지도 않다. 그 이유가 무엇일까?

방송이나 주위 사람들이 말하는 영양제 정보가 잘못돼서가 아니다. 실제보다 그 기능을 과장해서 말했다고 보기도 어렵다. 가장 핵심적인 이유는 내 몸이 그 영양제를 얼마나 필요로 하느냐에 따라 달라진다고 봐야 한다. 내 몸이 필요로 하는 영양제를 제대로 찾아서 먹는다면 좋겠지만, 안타깝게도 사람들이 영양제를 선택하는 기준은 내 몸이 아닌 유행에 치우친 면이 크다.

앞서 장내 환경과 미토콘드리아에 관한 내용에서도 밝혔듯이 내가 먹은 음식이 잘 소화되고 에너지로 쓰이기 위해서는 필요한 영양소가 많다. 많은 사람들이 음식을 먹을 때 단백질, 탄수화물, 지방을 떠올리지만 미토콘드리아 공장에서 에너지가 만들어지려면 비타민 B1·2·3·5와 마그네슘, 철분, 망간, 코엔자임Q10, 수십 가지 효소 등 상당히 많은 조력자가 필요하다. 우리가 채소, 과일, 비타민, 영양제를 먹는 이유다.

혈액 검사나 소변유기산 검사를 해보면 내 몸에 어떤 영양소가 부족한지 한눈에 파악할 수 있다. 그 부족한 영양소만 영양제로 보충하면 된다. 굳이 남들이 좋다고 말하는 영양제를 매일 한 움큼씩 먹을 필요가 없다. 어차피 불필요한 영양제는 아무리 많이 먹어도 득이 되지 않는다. 괜히 돈과 시간을 낭비할 이유가 무엇인가.

내 몸에 필요한 영양제만 찾아서 먹는 항노화 관리도 이제는 맞춤 의학으로 접근해야 한다. 시중에 수많은 영양제들을 쇼핑하듯 쓸어 담는 것이 아니라 내 몸에 부족한 영양소를 영양제 도움으로 적정 수준 채우는 정도로만 접근하면 된다.

내 몸을 파악하기 전에 유행하는 영양제를 이것저것 챙겨 먹는 방식은 그만두자. 한 가지 예로 나이가 들수록 칼슘이 중요하다며 칼슘 영양제를 먹는 사람이 있는데, 골다공증이나 골감소증이 아닌 이상 영양제로 칼슘을 따로 먹는 것은 그다지 좋지 않다. 혈관의 석회화가 진행될 가능성이 있기 때문이다. 칼슘은 되도록 식품으로 섭취하자. 또한 칼슘을 스피루리나와 같은 고단백 식품과 함께 먹으면 칼슘이 소변으로 더 많이 배출된다. 빈혈이 있는 사람이 칼슘과 철분을 함께 먹으면 각각의 흡수율이 낮아질 수 있다. 그러니 시간차를 두고 따로 복용하는 것이 좋다. 칼슘은 식후에, 철분은 공복에 먹는 게 효과적이다.

나에게 어떤 영양제가 필요한지, 해당 영양제를 어떤 방식으로 먹는 게 좋은지는 전문가와 상의하도록 하자. 유행하는 영양제를 꼬박꼬박 챙겨 먹는 것으로 항노화 관리를 한다고 생각하면 곤란하다. 내 몸에 맞춤 방식으로 접근하는 것이 돈과 시간 낭비를 줄이는 지름길이다.

## 살 빼는 데 도움이 되는 영양제가 있을까?

영양제는 몸에 부족한 영양소를 채우는 기능을 한다. 그러나 최근에는 영양 섭취의 목적이 아닌 다이어트 효과가 있는 영양제가 나오고 있다. 이러한 영양제를 먹으면 정말 살을 빼는 데 도움이 될까?

식품의약품안전처가 인정하는 '체지방 감소'에 도움이 되는 기능성 원료는 13가지가 있다. 가르시니아 캄보지아 껍질추출물, 공액리놀레산(유리 지방산 및 트리글리세라이드), 히비스커스 등 복합추출물, 녹차추출물, 그린마테추출물, 대두배아추출물 등 복합물, 레몬밤추출물 혼합분말, 중쇄 지방산 함유유지, 콜레우스 포스콜리추출물, 깻잎추출물, L-카르니틴 타르트레이트, 식물성유지 디글리세라이드이다. 이중 몇 가지 원료의 효능에 대한 설명은 다음과 같다.

· 가르시니아 : 탄수화물인 포도당이 지방산으로 전환되는 것을 막아준다. 1,500mg을 식사 전에 복용하는 것이 좋다.
· L-카르니틴 : 지방이 에너지로 변환하는 과정을 돕는다. 지방을 낮추고 에너지 효율을 높이는 기능을 담당해 체중 감량과 피로 해소에 도움이 된다. 330mg 알약을 1일 2~3번 섭취하거나 '엘칸츄정'이라는 씹어 먹는 제제를 1일 1g씩 1~2회 먹으면 된다.
· L-아르기닌 : 체지방을 줄이고 근육량을 높이는 효과가 있어 운동 후 다이어트 영양제로 인기가 많다. 최근엔 주사 요법으로 다이어트와 남성 갱년기 치료에도 사용된다.
· CLA 감마리놀레산 : 오메가-6 지방산으로 지방 세포에 지방이 축적되는 것을 막는 동시에 세포 내 미토콘드리아를 활성화시켜 기초 대사량

을 높인다.

·물 : 물도 필수 영양소이다. 특히 다이어트를 할 때 물만큼 중요한 것도 없다. 1kg당 30㎖의 물을 마시는 게 바람직하다. 몸무게가 60kg인 사람은 하루에 물 1.8ℓ는 마셔야 한다. 다른 영양제는 잊어도 물은 절대 소홀히 해서는 안 된다.

이외에 주의해야 할 영양소도 있다. 가르시니아 캄보지아는 간 수치 증가, 여성의 경우 월경 주기 변화에 영향을 준다는 연구 자료가 있으므로 복용 전에 전문의와 상담이 필요하다. 녹차추출물인 카테킨은 비교적 안전한 영양소지만 불면증 환자에게는 적합하지 않다. 콜레우스 포스콜리는 항응고제 혈압약을 복용 중일 때 주의가 필요하다.

기능성 원료로 인정받은 영양제라 하더라도 모두에게 그 기능이 정확히 작용하는 것은 아니다. 사람마다 체질이 다르고 살찌는 원인이 다르기 때문이다. 특히 질병이 있거나 요요가 심했던 사람들은 다이어트 영양제 역시 전문의와 상의가 필요하다. 함부로 살 빼는 약이나 영양제를 먹지 않도록 주의하자.

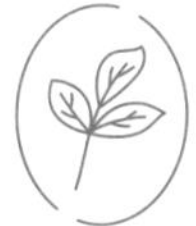

# 3

## 나이를 잊고 사는
## 활력 비결

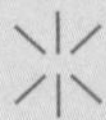

꾸준히 방송 활동을 하는 연예인이나 해를 거듭할수록 번창하는 사람들은 나이가 들어도 그 흔적을 찾아보기 어렵다. 오히려 점점 더 건강하고 활력이 넘쳐 보이기까지 한다. 도대체 그 비결은 무엇일까?

1장에서 언급했듯이 이들의 활력은 단순히 돈과 시간의 합작품이 아니다. 자신의 건강한 노화를 위해 다방면으로 관리하고 노력한 덕분이다. 이들은 일상에서 YESSS를 실천하는 데 집중한다. YESSS란 다음의 다섯 가지를 말한다.

**Y**  Young

**E**  Eat Well

**S**  Sleep Well

**S**  Stay Active

**S**  Stressless

YESSS는 오래도록 젊게(Young) 살기 위해서 잘 먹고(Eat Well),

잘 자고(Sleep Well), 많이 움직이고(Stay Active), 스트레스 관리 (Stressless)를 한다는 뜻이다. 활력 넘치는 삶을 위해 특별히 무언 가를 추가하기보다 옛날 어르신들의 말씀처럼 잘 먹고 잘 자고 부 지런히 몸을 움직이면 되는 것이다. 너무 뻔해 보이는가?

사실 수많은 현대인들이 이것들을 제대로 실천하지 못해서 건 강을 축내고 나이에 비해 활력이 떨어진다. 우선 먹는 것만 봐도 그렇다. 바쁘다는 이유로 영양가 있는 음식은커녕 제때 끼니를 챙겨 먹지 못한다. 수시로 위장약을 먹고 툭하면 장에 탈이 나기 도 한다.

숙면하지 못하는 것도 마찬가지다. 이런저런 걱정으로 잠들지 못하면 다음날 컨디션에 악영향을 받지 않던가. 하루 이틀 제대 로 못 잤다면 주말에 푹 쉬는 것으로 회복되지만, 불면증으로 번 지면 삶의 질이 크게 떨어진다. 쉽게 잠들지 못하는 건 말로 표 현할 수 없을 만큼 무척 괴로운 일이다. 낮에는 집중력을 발휘하 지 못해 일에 지장이 생기고, 몸속 세포들은 재생 시간을 갖지 못 해 건강에 이상이 생긴다.

몸을 움직이지 않는 생활도 문제다. 온종일 책상 앞에 앉아서 컴퓨터 모니터만 들여다보고 있으면 그 누구도 늙지 않을 재간 이 없다. 움직이지 않는 몸은 퇴화하기 마련이다. 몸의 중심을 잡 아주는 코어 근육이 없으면 저절로 허리가 굽고 어깨가 움츠러진 다. 누가 봐도 노인의 자세가 되는 것이다.

스트레스는 따로 말을 안 해도 알 것이다. 스트레스에 취약한 사람은 아무리 나이가 어려도 병에 걸리기 쉽다. 갑자기 머리카락이 빠지고, 치아가 흔들리고, 얼굴에 두드러기처럼 발진이 올라오고, 흰 머리카락이 증가하는 증상은 대부분 스트레스 때문이다. 마음이 편하지 않으면 좋은 음식을 먹어도 소용이 없다. 그러므로 스트레스를 적극적으로 풀어주는 관리를 해야 한다. 정말 중요한 항노화 관리 중 하나에 스트레스가 포함되는 건 전혀 이상한 일이 아니다.

에너지가 넘치는 사람은 바로 이러한 YESSS를 삶의 기본 원칙으로 삼고 라이프 스타일을 신경 쓴다. 그래야 오래도록 활력 넘치는 삶을 살 수 있다는 것을 알기 때문이다. 이번 3장에서는 내 주변에서 YESSS를 성공적으로 실천하고 있는 사람들의 사례를 소개하겠다. 이와 더불어 오늘부터 YESSS를 실천하는 구체적인 방법도 자세히 알아보겠다.

# 01

# 신체 기능을 높이는 항노화 식사법

잘 먹는 것은 나이에 상관없이 중요하다. 젊을 때는 불규칙하게 먹거나 영양가 없는 음식을 먹어도 몸에 이상 반응을 느끼지 못하지만, 나이가 들면 서서히 느끼게 된다. 젊을 때 간과했던 영양 불균형은 어떻게든 몸에 쌓이게 마련이다. 젊을 때도 중요한 '잘 먹기'는 나이 들수록 더욱 잘 챙겨야 하는 항노화 관리의 최우선 과제라 할 수 있다.

잘 먹는 것이 중요하다고 해서 몸에 좋다는 음식을 무조건 많이 먹어야 하는 것은 아니다. 잘 챙겨 먹는 것을 '양'으로 이해하지 말고 '질'로 따져야 한다. 많이 먹어서 적정 체중을 벗어나 비만이 되면 오히려 건강을 해치고 움직임이 둔화된다.

"도대체 어떤 음식을 먹어야 기운이 나고 건강해질까요?"

내게 이런 질문을 하는 사람들이 많다. 이에 나는 '제철 음식을 골고루 먹는 것'이라고 대답한다. 뭔가 특별한 비결을 알고 싶어 했던 사람이라면 다소 허탈할 수 있지만, 이것만큼 정확한 답이 없다. 패스트푸드나 인스턴트식품은 아무리 잘 챙겨 먹어도 건강에 도움이 되지 않는다. 잘 먹지 않는 사람에게 활기찬 에너지가 생길 리 없다.

제철 음식을 골고루 먹어야 한다는 처방이 너무 추상적이라고 생각하는가? 그러나 제철 음식을 먹는 것이야말로 신체 기능을 높이는 항노화 식사법이라 할 수 있다. 그렇다면 도대체 제철 음식을 잘 챙겨 먹는다는 건 어떤 식사를 말하는 것일까?

결론부터 말하면 제철 음식을 기준으로 육류, 채소, 곡물의 균형 잡힌 식사를 하는 것이다. 나이가 들수록 비타민 B의 일종인 엽산이 부족해지기 쉬운데, 이럴 경우 빈혈이 생기기 쉽다. 신선한 녹색 채소에는 엽산이 풍부하므로 제철 채소만 잘 먹어도 영양 섭취가 부족하지 않다.

그리고 그 안에서 점차 탄수화물 섭취 비율은 줄이고 양질의 단백질을 잘 먹으면 그만이다. 이러한 기본적인 방법이 건강에 대한 염려로 낯선 음식과 유행하는 식사법을 이것저것 시도하는 것보다 더욱 확실한 방법이다. 다음에 제시하는 세 가지 식사법만 챙겨도 신체 기능이 높아질 것이다.

## ① 하루 권장 열량의 70%만 먹기

2015년에 보건복지부가 발표한 한국인 영양소 섭취 기준에 따르면 성인 남녀의 하루 권장 섭취 열량은 2,000~2,500kcal이다. 그러나 웰에이징을 생각하면 권장 열량의 70%만 섭취하는 것이 좋다. 앞서 2장에서 소식과 단식으로 몸이 더 건강해질 수 있다고 말한 것처럼, 먹는 양을 줄이면 장수 유전자인 시르투인sirt-1이 활성화되면서 건강하게 오래 살 수 있다.

2009년 미국 위스콘신대학교는 연구를 통해 식이 제한을 한 원숭이에게 수명 연장 효과가 나타났음을 밝혔다. 음식을 마음껏 먹은 원숭이는 37%가 노화 관련 질환으로 사망한 반면, 평소보다 음식 섭취량을 30% 줄인 원숭이는 13%가 사망했다. 미국 과학전문저널 〈사이언스Science(2014)〉에서는 원숭이의 하루 섭취 열량을 제한했더니 기대 수명이 30% 연장됐고, 암과 심혈관 질환 발생률이 낮아졌다고 보고했다. 이제는 당뇨병과 고지혈증 환자뿐 아니라 일반인도 식사량을 줄이면 장수한다는 것이 정설이다. 활력 넘치는 건강한 삶을 위해서는 식사량에 신경을 써야 한다. 의사들이 소식을 권하는 이유이기도 하다.

가장 신경 써야 할 점은 권장 열량의 70%를 먹되, 영양 불균형이 오지 않도록 식사하는 것이다. 식사량을 줄이는 것은 단순히 양과 열량의 문제만이 아니다. 적게 먹는 만큼 섭취하는 영양소도 줄어들기에 무엇을 먹으며 열량을 줄일지 식단 계획이 꼭 필요하다.

## ② 탄수화물, 지방, 단백질의 영양 밀도 조절하기

40~50대에는 영양 균형을 맞추고 적정 체중을 유지하는 식사를 해야 한다. 이때 탄수화물 45~55%, 지방 20~25%, 단백질 15~20%의 비율이 이상적이다. 그러나 나이가 들수록 이러한 영양 균형이 쉽게 깨지면서 영양 불균형을 겪게 된다. 대표적인 예로 우리나라 50세 이상은 탄수화물 섭취 비율이 증가하고, 65세 이상부터 지방 섭취 비율이 줄어드는 편이다. 특히 탄수화물 섭취량은 거의 그대로인데 비해 단백질 섭취량은 저조하다. 지금까지 식사의 2/3 이상을 탄수화물에 의존했다면 조금 더 단백질과 좋은 지방, 식이섬유의 섭취 비율을 높이도록 하자.

단백질을 적게 먹으면 근육량이 줄어들고 면역 기능이 떨어진다. 상처 회복이 잘 안 되는 것도 이 때문이다. 감기가 폐렴으로 이어지는 것도 마찬가지다. 단백질을 부족하게 먹어 근육량이 떨어지면 몸의 체형도 나빠진다. 몸속에 있는 콜라겐이 감소하게 되므로 근골격을 꽉 잡아주는 힘이 떨어지기 때문이다. 탄력이 줄어들고 살이 처지는 것도 이 때문이다. 그러니 섭취 열량을 줄이는 동시에 영양 밀도를 꼼꼼하게 챙겨야 한다.

매일 끼니마다 고기, 생선, 달걀, 콩류 중 한 가지 단백질을 적극적으로 챙겨 먹되 소화가 안 된다면 단백질 파우더를 끼니 중간에 우유나 물에 타서 마시는 것도 방법이다. 탄수화물은 정제된 곡물보다 당지수(GI)가 낮은 통곡물을 먹도록 한다. 소화가 힘들다고 죽처럼 부드러운 음식만 먹는 것보다 거친 음식을 많이 먹고

30회 이상 씹어야 뇌가 자극되고 몸에도 이롭다.

탄수화물 섭취를 줄여야 하는 건 맞지만 지나치게 제한하는 것 또한 건강한 식사법이 아니다. 〈내과학연보 Annals of Internal Medicine(2010)〉에 실린 미국 간호사 건강 연구 프로젝트(NHS)의 연구 데이터에 따르면, 저탄수화물 식이가 전체 사망률을 12% 높일 수 있다고 한다. 이처럼 한 가지 영양소에 편중된 식사는 위험하다. 영양 균형이 잘 잡혀 있으며, 자신이 평생 지속할 수 있는 식사법이 곧 항노화 식사법이라고 할 수 있다.

최근에는 하루 섭취 열량을 제한하거나 식사량을 줄이면 체내에서 모방 절식 물질(caloric restriction mimetics)이 장수 유전자 시르투인 sirt-1을 깨운다는 사실이 밝혀졌다. 모방 절식 물질로는 레스베라트롤, 라파마이신, 메포민 세 가지 성분이 대표적이다. 레스베라트롤은 와인과 포도에 있는 항산화 성분이다. 라파마이신은 면역 억제제에, 메포민은 혈당 조절 약에 사용되는 물질로 항노화 효과로 주목받고 있다. 그러나 이들 물질에는 부작용이 있어 장수만을 위한 약은 만들어지기 쉽지 않다. 즉 제대로 된 항노화 식사야말로 노화 유전자를 억제하고 장수 유전자를 활성화시키는 핵심적인 방법이라고 할 수 있다.

### ③ 수시로 물 마시기

체내에 수분이 부족할수록 건강과 멀어진다. 나이가 들수록 체내 수분 함량이 계속 감소하는 동시에 갈증 반응이 둔화된다. 수분이 부족해도 목이 마른 느낌이 잘 느껴지지 않는 것이다. 그래서 필요한 수분 섭취가 제대로 이루어지지 않게 된다.

그러다 어느 순간 입이 마르고 안구가 건조해지는 걸 느끼게 되는데, 그때는 이미 체내에 수분이 많이 부족해진 상태다. 갈증을 느끼기 전에 미리 수시로 물을 챙겨 마셔야 한다. 이러한 수분 부족 현상은 자연스러운 노화 과정이므로 물을 자주 마셔야 관리가 된다.

특히 60세 이상이 되면 체내 수분량이 60% 이하로 떨어진다. 그로 인해 피부 탄력이 저하되고 세포의 수분량도 감소해 기능을 제대로 하기가 어렵다. 평소에 물만 충분히 마셔도 노화를 늦추고 질병을 예방할 수 있다.

보통 자신의 몸무게에 30을 곱하면 내가 하루에 마셔야 할 물의 양을 알 수 있다. 일반적으로 성인이 하루에 배출하는 수분량은 2,600㎖이다. 대소변 1,600㎖, 땀 600㎖, 호흡 400㎖ 정도다. 매일 음식으로 섭취하는 수분이 대략 1,000㎖이므로 성인이 마셔야 할 최소한의 물은 1,600㎖라고 생각하면 되겠다. 소변의 색깔이 항상 옅은 노란색이 될 수 있도록 물을 소량으로 자주 섭취하자.

# 02

**Eat Well**

# 장이 건강해야
# 에너지가 생긴다

히포크라테스는 "모든 질병은 장에서 시작된다"고 말했다. 그만큼 장 건강은 중요하다. 현대인의 병은 장내 유해 세균이 필요 이상으로 많아졌기 때문에 발생하는 것으로 볼 수 있다.

유난히 장이 민감하고 예민한 사람들은 장거리 이동이나 중요한 시험 등의 상황을 굉장히 힘들어한다. 그도 그럴 것이 몸이 불편하기 때문에 할 일을 제대로 할 수가 없다. 이런 상황에서 활력 넘치는 삶을 생각하는 건 너무 먼 이야기일 것이다.

이처럼 장 건강은 꼭 챙겨야 하는 중요한 요소다. 장이 건상해야 에너지가 생겨 가고 싶은 곳에 가고, 먹고 싶은 음식도 먹고, 하고 싶은 일도 방해받지 않고 할 수 있으니 말이다.

장은 단순히 우리가 먹은 음식을 소화, 흡수만 하는 기관이 아니다. 장에서는 체내 면역 세포의 70%가 나온다. 그래서 "장이 면역이다"라는 말이 있을 정도다. 장이 건강하면 활력 넘치는 일상생활이 가능한 이유이기도 하다.

건강한 장은 장벽에 점막이라는 진액이 잘 발라져 있어 장 세포막을 보호하고, 우리가 섭취하는 음식물에서 영양소를 흡수한다. 이와 더불어 유해 물질과 나쁜 세균이 장으로 들어와 혈액으로 유입되지 못하게 막는다. 그런데 몸에 좋지 않은 음식을 불규칙하게 먹고, 잠을 제대로 못 자고, 운동하지 않고, 스트레스까지 높은 사람의 장은 건강하지 못하다. 그 결과 장이 새면서 장누수 증후군에 걸리기도 한다.

건강한 장은 장 세포와 세포 사이가 치밀 결합으로 단단하게 묶여 있어 유해 물질이 장으로 침범하지 못한다. 그런데 장누수 증후군에 걸리면 치밀 결합이 손상돼 유해 물질과 독소가 장으로 들어오게 된다. 장누수로 인해 영양소 흡수가 줄어들고, 염증 반응으로 몸의 면역 체계가 무너지며, 음식물 알레르기와 피부 트러블 등 이상 증상이 생기게 된다.

이처럼 장이 새면 외부 오염 물질에 노출되기 쉬워 염증이 생길 확률이 높다. 2장에서도 언급했듯이 이러한 염증 때문에 인슐린 저항성이 생기고, 식욕 조절이 되지 않고, 랩틴 저항성이 생겨 비만 세균이 많아지게 된다. 그로 인해 복부 비만이 되면서 호르몬에도 문제가 생기는 것이다. 바꿔서 생각하면, 장이 건강하다면 생기지 않을 일이기도 하다.

많은 사람들이 장 건강에 관심을 기울인 덕분인지 최근 의료계를 관통한 핵심 키워드는 '장내 미생물'이었다. 건강한 장을 위해 유익균을 많이 만들고자 유익한 미생물인 프로바이오틱스probiotics와 프로바이오틱스의 먹이인 프리바이오틱스prebiotics까지 생소했던 용어가 이제는 건강과 면역을 위한 국민 용어가 되었을 정도다.

이 두 가지가 장에서 제 기능을 하면 좋겠지만 장에 도착하기 전에 위산이나 담즙에 흡수되어 소멸되는 일이 발생한다. 그래서 최근에는 유익균과 유익균 대사산물이 합쳐진 포스트바이오틱스postbiotics까지 등장했다. 이처럼 유익균이 계속 진화하는 이유는 하나다. 장내 미생물이 인간의 건강 증진에 잠재력을 지니고 있는 만큼 그 역할과 중요성이 강조되고 있기 때문이다.

### 장 건강을 지키는 섬유소와 단쇄 지방산

그렇다면 어떤 음식을 먹어야 장 건강을 지키고, 더 나아가 삶의 활력도 챙길 수 있을까? 그 해답은 의외로 간단하다. 바로 섬유소가 풍부한 음식을 먹으면 된다.

변비에 효과가 좋다고 알고 있는 섬유소는 제6의 영양소라 불릴 정도로 우리 장 속에서 중요한 역할을 한다. 단백질, 탄수화물, 지방, 비타민, 미네랄이 5대 영양소라면 섬유소는 6대 영양소인 셈이다. 채소인 섬유소를 먹으면 우리 몸 안에 있는 유익균이 섬유소를 분해하면서 아세트산acetic acid, 부티르산butyric acid, 프로피온산propionic acid이라는 건강에 이로운 단쇄 지방산short-chain fatty acid을 만들어낸다. 탄수화물이 포도당으로, 단백질이 아미노산으로, 지방이 지방산으로 분해되는 것처럼 섬유소도 유익균 덕분에 단쇄 지방산 대사산물로 변하는 것이다.

단쇄 지방산이 풍부하면 장내 미생물의 면역력이 강해지고, 장내 림프구가 안정되면서 장이 건강해진다. 이 밖에도 지방 세포에 신호를 보내 인슐린 신호를 떨어뜨려 살찌는 것을 예방하며 교감 신경을 자극해 대사를 원활하게 한다. 장에 문제가 생기는 것은 단쇄 지방산 부족으로 장내 미생물이 장벽을 공격하기 때문이다.

이처럼 섬유소를 많이 먹으면 유익균이 증가하고 섬유소가 단쇄 지방산으로 변해 장을 보호해 면역력이 좋아진다. 그 결과 장내 유익균이 더욱 증식하는 환경이 조성되니 장 건강을 위한 선순환이 이뤄지는 셈이다.

## 장내 미생물에 주목해야 하는 이유

장 속에 사는 미생물은 200여 종으로 그 수가 무려 100조 마리나 된다. 이 미생물들은 비만에 도움이 되는 유익균, 골다공증에 좋은 유익균, 치매 예방에 좋은 유익균 등 기능적으로 분류가 돼 있다. 게다가 저마다 분해 기능도 있어 탄수화물 식품과 단백질 식품의 잔여물을 분해한다.

과거에는 장내 미생물의 역할이 잘 알려지지 않았다. 그저 '미생물이 있고, 대장균도 있구나' 하는 정도였다. 하지만 이제는 장내 미생물이 우리 몸의 많은 부분을 조정한다는 것을 알게 되었다. 우리 몸에 있는 세포 수가 30조인데 미생물 수는 무려 100조이지 않은가. 몸에서 고작 1.5~2kg을 차지하는 무게지만, 이 미생물의 유전자 총합은 우리 몸의 2만3천여 개의 유전자보다 훨씬 많은 비율을 차지한다. 때문에 사람이 장 건강에 영향을 받는다는 것은 결코 틀린 말이 아니다.

또한 나이가 들수록 장내 미생물의 구성이 다르게 나타난다. 장내 미생물 특성과 미생물 간의 상호 작용을 파악하고, 이를 바탕으로 노화 예방과 수명 연장에 도움이 되는 식습관을 실천하면 건강을 향상시킬 수 있다. 이렇듯 나이가 들수록 더욱 신경 써야 하는 건강 관리는 장내 미생물의 숲을 건강하고 튼튼하게 가꾸는 일이라고 할 수 있다.

## 장 건강을 위해 먹으면 좋은 음식들

장내 미생물을 건강하게 유지하기 위해서는 유익균이 먹이로 삼을 수 있는 음식을 먹어야 한다. 장에서 유익균의 믹이가 되려면 위에서 흡수되지 않고 장까지 내려갈 수 있어야 한다. 이러한 조건을 갖춘 음식으로 통곡물, 아스파라거스, 우엉, 야콘, 올리고당이 풍부한 말린 자두(푸룬), 잘 익은 바나나, 치커리 등이 있다. 올리고당은 유익균의 먹이로 훌륭하다.

우리나라의 주요 요리 재료인 양파, 마늘, 생강을 자주 먹는 것도 도움이 된다. 유산균 하면 발효 요구르트만 떠올리는 경우가 많은데 치즈나 김치도 유익균의 먹이로 삼을 수 있는 음식이다. 이런 음식을 잘 먹기 위해서는 각종 채소를 비롯해 제철 음식을 골고루 먹는 것이 중요하다.

'잘 먹는다*eat well*'는 것은 결국 장내 유익균의 수를 더욱 늘리는 식단이며, 앞서 이야기한 식습관과 무관하지 않다. 특히 채소를 잘 챙겨 먹으라는 조언은 장 건강과도 깊은 관련이 있다고 봐야 한다. 이 밖에 실생활에서 장내 유익균을 쉽고 빠르게 늘릴 수 있는 생청국장 만들기 방법을 아래에 소개하겠다.

### how to 생청국장 만들기

1) 그릇에 콩과 콩이 잠길 만큼 물을 넉넉하게 붓고 8시간 이상 불린다.

2) 찜기에 불린 콩, 콩 불린 물(콩의 1.5배)을 넣고 40분~1시간 찐다.

3) 식초와 소주를 1:1 비율로 섞어 소독수를 만든다. 깨끗한 천에 소독수를 묻혀 청국장 담을 그릇을 닦는다.

4) 소독한 그릇에 면포를 깐 후 찐 콩과 콩 찐 물을 붓는다.

5) 전기장판 위에 (4)를 놓고 담요로 덮는다. 37~40℃에서 24시간 동안 발효한다.

* 생청국장은 냉동실에서 1년간 보관이 가능하다. 먹기 전에 냉장실에 두면 낫토처럼 먹을 수 있다(출처 : 충남대학교 명예교수 이계호 박사).

# 좋은 유산균의 조건

건강한 장을 만들기 위해 유산균을 챙겨 먹는 사람들이 점점 많아지고 있다. 제품 광고를 보면 하나같이 좋아 보이는데 과연 어떤 조건을 따져야 좋은 유산균을 고를 수 있을까?

### ① 다균종이 포함된 제품

사람마다 몸에서 반응하는 균이 다르다. 장내 환경에 따라 좋게 작용하는 균주가 다르기에 가능한 다양한 균주가 포함된 프로바이오틱스를 섭취하는 게 좋다. 식품의약품안전처에서는 5가지 속(屬, genus) 19종의 균을 기능성 원료로 허용하고 있으며, 프로바이오틱스 1일 섭취량을 1~100억으로 권장하고 있다. 살아서 장까지 도달하는 비율을 고려했을 때 이보다 많은 균수가 보장되는 제품을 먹는 게 유리하다. 그러니 제품 라벨에 있는 총 프로바이오틱스의 숫자를 살펴보자.

### ② 신바이오틱스나 포스트바이오틱스 제품

세계보건기구who에서는 충분한 유산균의 양을 섭취했을 때 건강에 유익한 효과를 주는 살아있는 균을 프로바이오틱스 균이라고 정의했다. 프리바이오틱스는 프로바이오틱스의 먹이이며, 프로바이오틱스가 프리바이오틱스를 먹고 대사하는 과정 중에 생성하는 젖산 및 단쇄 지방산은 장내 유익균이 잘 성장하는 환경을 만드는 역할을 한다.

장 건강을 위해서는 유익균인 프로바이오틱스와 그의 먹이가 되는 프리바이오틱스가 복합적으로 함유된 '신바이오틱스' 제품 또는 프리바이오틱스, 프로바이오틱스, 포스트바이오틱스(세균 배양 건조 대사물이 함께 들어있어 담즙이나 위산의 공격에도 영향을 받지 않는다)를 고르는 것이 좋다.

### ③ 알레르기 유발 물질이 없는 제품

유제품에 알레르기가 있는 사람들이 꽤 있다. 이 경우 우유와 관련된 성분이 포함된 제품을 먹으면 오히려 장내 환경을 악화시킬 수 있다. 이럴 때는 카제인과 같은 우유 알레르기 유발 물질이 없고, 글루텐이나 인공 첨가물이 없는 제품을 고르면 된다.

### ④ 유산균 섭취 시 주의사항

프로바이오틱스는 살아있는 균을 동결 건조한 제품이다. 실온에 며칠 보관한다고 해서 미생물균 수에는 큰 손실이 없으나 오랜 시간 고온에 보관하면 균 수가 감소할 수 있다. 프로바이오틱스의 효과를 보려면 최소 3개월 이상은 먹어야 하며 꾸준히 먹는 것이 중요하다.

### ⑤ 유산균 부작용

프로바이오틱스를 먹고 나서 임상학적으로 드물게 복통, 설사, 변비 등의 부작용 증세가 나타나는 경우가 있다. 이는 병원균이 사멸할 때 세포 생산물을 방출하면서 생기는 자연 소멸 효과라고 할 수 있다. 부작용 증세가 수주간 지속된다면 유산균 섭취를 중단하고 전문의와 상의한다.

### ⑥ 식품으로 복용하면 유산균을 먹을 필요가 없을까?

최근에는 다양한 종류의 세균이 함유된 고함량 프로바이오틱스 섭취의 중요성이 강조되고 있다. 김치와 발효 요구르트 등 유산균이 함유된 음식을 먹어도 좋지만, 음식으로 고함량을 섭취하려면 엄청난 양의 음식을 먹어야 한다. 이는 현실적으로 불가능하기 때문에 건강기능식품으로 유산균을 보충하는 것이 더 효과적일 수 있다.

### ⑦ 여성을 위한 유산균은 무엇이 다를까?

여성을 위한 프로바이오틱스는 대표적으로 질 건강 개선에 도움을 주는 제품을 말한다. 일반적으로 질염은 비정상적인 질 분비물이 나오는 상태를 말하며 질 안의 산도 변화가 주요 원인이다. 이때 도움이 되는 유산균은 락토바실러스lactobacillus이다. 락토바실러스 유산균은 질 내 유익균을 보충하고 산도를 유지하며, 유해균 증식으로 나빠진 환경을 개선하는 데 도움이 된다.

락토바실러스 유산균은 대표적으로 두 가지 종류가 있다. 락토바실러스 루테리lactobacillus reuteri는 여성 질내 세균총의 균형을 유지해 여성 질염에 효과가 있다고 보고된 바 있다. 또한 락토바실러스 아시도필러스lactobacillus acidopilus는 캔디다성 질염을 호전시키는 것으로 알려져 있다.

### ⑧ 과체중 해결에 도움이 되는 유산균

락토바실러스 아시도필루스lactobacillus acidophilus는 2형 당뇨병 환자의 인슐린 저항성을 개선하고 콜레스테롤 수치를 유지하는 효과가 있다. 락토바실러스 가세리lactobacillus gasseri는 비만 환자에게 피하 지방 감소 효과가 나타났다. 비만과 당뇨병을 치료하는 물질인 아디포넥틴을 활성화시키는 것으로 밝혀진 바 있다. 락토바실러스 플란타룸lactobacillus plantarum은 동물 실험에서 지방 세포이 크기와 무게를 감소시키는 효과를 보였다.

# 03

# 잠을 멀리할수록
# 하루가 다르게 늙는다

오랜만에 한 지인을 만났다가 그녀의 불면증 이야기를 듣게 됐다. 그녀는 대기업에 다니는 능력 있는 직원이었는데, 나와 만났을 당시에는 불면증으로 휴직을 한 상태였다. 그녀는 한밤중에도 상사의 연락에 대답해야 하는 업무 방식에 압박감을 느꼈다고 한다. 행여나 새벽에 상사의 연락을 놓칠까봐 걱정하며 잠을 설쳤단다. 게다가 최근에는 부서를 이동하면서 팀 분위기에 적응하느라 스트레스가 이만저만이 아니었던 것이다.

결국 그녀는 불면증으로 잠을 이루지 못하는 괴로운 날들을 보내게 됐다. 회사 업무를 제대로 처리할 수 없을 정도로 정상적인 생활이 불가능한 지경에 이르렀다. 그리고 그 고통이 너무 심각해진 나머지 정신과 상담을 받다가 이런 말을 듣게 되었다고 한다.

"지금 불면증 증세가 매우 심각해요. 제가 볼 땐 자살 충동 단계까지 의심됩니다. 이대로 계속 일하다간 진짜 큰일나요. 제가 소견서를 써드릴 테니까 당장 휴직하세요."

실제로 그녀의 얼굴은 당장이라도 쓰러질 것처럼 상해있었다. 잠을 제대로 못 자는 상태가 계속되니 안색이 나빠 보일 수밖에 없다. 많이 지쳐 보였고 피곤이 그대로 드러나 누가 봐도 30대라고 느끼기 힘들 정도였다.

불면증을 단순히 잠을 제대로 못 자는 증세로 치부하면 안 된다. 일상생활이 방해될 정도로 스트레스가 극심하거나 큰 걱정거리가 있으면 당연히 잠이 오지 않는다. 이뿐만이 아니다. 식욕 조절 호르몬 사이클이 깨져 포만감 호르몬인 렙틴 수치가 18% 정도 떨어지고, 식탐 호르몬인 그렐린은 28% 정도 증가해 살이 찌게 된다. 고지혈증이나 당뇨가 없었는데도 갑자기 협심증 같은 심장병 진단을 받는 경우도 있다. 잠을 자는 동안 낮에 쌓인 피로를 풀고 몸이 재생되는 시간을 가져야 하는데, 그 시간이 사라져버리면 몸에 문제가 생기는 것이다.

요즘은 잠을 못 자는 사람들이 정말 많다. 해마다 불면증 환자가 늘고 있다. 내 진료실에 찾아오는 사람 중 모든 것을 다 가진 것처럼 보이던 한 연예인은 불면증만 해결되면 소원이 없겠다고 말하기도 했다. 나 역시 불면증을 경험했던 사람으로서 그리고 의사로서 불면증의 심각성을 크게 느낀다. 잠을 못 자는 사람일수록 일상이 엉망이 되고 하루가 다르게 노화를 겪는다. 활력은 커녕 무기력해지고 심한 경우 죽고 싶은 생각마저 든다.

잠만 잘 자도 많은 문제가 해결된다. 활기찬 사람일수록 금방 잠들고 깊게 잔다. 그렇지 않고서는 일상생활에서 기운을 낼 수 없기 때문이다. 가급적이면 약의 도움 없이 생활 습관을 개선해 숙면을 유도해보자. 수면에 도움이 되는 '수면 위생 수칙' 다섯 가지는 다음과 같다.

### ① 같은 시간에 일어나기

가급적 12시 전에 잠자리에 드는 것이 좋지만 그 시간을 지키기 어렵다면 기상 시간이라도 일정해야 한다. 몸에는 생체 시계가 있어 아침에 일어나 햇빛을 본 후 15시간이 지난 후에야 잠을 유도하는 멜라토닌이 분비되기 때문이다. 늦게 자고 늦게 일어나는 고리만 끊어도 밤에 잠이 안 오는 일은 많이 줄어든다. 규칙적인 시간에 기상하면 밤에 잠드는 시간도 일정하게 변할 수 있다. 그렇게 6~8시간을 푹 잘 수 있어야 한다.

### ② 근력 운동과 햇빛 쬐기

몸을 적당히 움직일 수 있는 운동은 정말 좋은 불면증 처방이다. 나도 불면증 때문에 운동을 시작했다. 처음에는 꼬박꼬박 헬스장에 갔지만 운동이 익숙해지고부터는 집에서든 헬스장에서든 혼자 움직일 수 있는 방법으로 운동을 지속하고 있다. 운동 덕분에 몸이 건강해져 크게 아픈 곳 없이 잠도 잘 잔다.

나는 진료실에 찾아온 불면증 환자들에게 근력 운동을 하고 햇빛을 반드시 쬐라고 말한다. 햇빛을 보면 우리 몸의 호르몬 균형이 맞춰지고 이는 에너지를 만드는 원천이 된다.

햇빛을 쬐면 세로토닌이라는 행복 호르몬이 생성된다. 이 세로토닌이 생성돼야 밤에 자는 동안 멜라토닌도 생성된다. 멜라토닌은 수면을 담당하는 호르몬으로 불면증 치료에 사용될 정도로 좋은 물질이다. 이처럼 세로토닌과 멜라토닌은 서로 연관성이 있다. 낮에 햇빛을 1시간 이상 보고 불면증이 나아진 사람도 꽤 있다. 그러니 온종일 사무실에서 일하는 사람이라면 운동과 햇빛에 특히 신경 써야 한다. 일단 자리에서 일어나면 창문을 열고 햇빛을 보는 습관을 갖는 게 좋다.

종종 '저녁에 운동하면 피곤해서 잘 자겠지'라고 생각하는 사람이 있다. 그러나 지나치게 격렬한 운동이나 늦은 시간에 하는 운동은 오히려 각성 효과가 있어 숙면을 방해하는 요인이 된다.

### ③ 먹고 마시는 일상 점검하기

늦은 시간에 먹는 야식, 카페인이 는 음료, 수면에 도움이 될까 봐 마시는 술은 모두 불면증 치료에 좋지 않다. 야식을 먹으면 인슐린 농도가 올라가 저혈당 상태가 되고, 저혈당은 스트레스 호르몬을 증가시켜 각성 상태를 유지해 몸을 쉬지 못하게 한다. 스트레스로 불면증을 앓는 사람은 밤에 코르티솔 호르몬 수치가 높은 경향이 있으므로 카페인 음료는 오전에 마시고 저녁에는 마시지 않도록 한다. 술은 숙면을 방해하는 '질 나쁜 수면제'라고 할 수 있다. 적어도 잠들기 4시간 전에는 물 이외의 음식은 먹지 않는 게 좋다. 몸도 편안해야 잠들 수 있다.

### ④ 스마트폰과 시계 멀리하기

너무 당연한 이야기지만 잠자리에 누워 스마트폰을 보기 시작하면 시간이 금방 지나간다. 호기심을 자극하는 내용을 자꾸 보게 되는데, 그러는 사이 뇌는 잠과 점점 멀어진다. 스마트폰은 알람을 맞춰둔 채 손이 닿지 않는 곳에 두자.

그리고 잠이 오지 않아 지금이 몇 시인지 확인하는 습관도 버려야 한다. 일어나야 하는 시간까지 얼마 남지 않은 것을 보게 되면 마음이 불안해져서 잠이 오지 않게 된다. 시계도 알람 용도로만 활용하고, 잠자리에 든 이후에는 들여다보지 않도록 한다.

### ⑤ 편안하게 호흡하기

자기 전에 하는 478 호흡법도 추천한다. 478 호흡법이란, 허리를 펴고 정자세로 앉은 상태에서 입을 열지 않은 채 4초간 코로 숨을 들이마시고, 7초 동안 숨을 참았다가 다시 8초간 숨을 내뱉는 것이다. 478 호흡법을 한 뒤 잠자리에 들면 안정된 호흡 상태로 잠들 수 있다. 이 호흡을 매일 잠들기 전에 10회 정도 하면 근육이 이완되면서 몸과 마음이 편안해지는 것을 느낄 수 있다.

# 04

**Sleep Well**

# 호르몬 관리로
# 숙면을 취할 수 있다

앞서 이야기한 수면 위생 수칙을 지켜도 잠이 오지 않는 경우가 있다. 바로 호르몬에 문제가 생겼을 경우다.

1장에서도 밝혔듯이, 나는 40대에 번아웃 증후군을 겪으며 몸의 여러 기능이 떨어진 적이 있다. 활력도 호르몬 수치도 매우 낮았다. 잠을 제대로 자지 못해 일상생활이 힘들었다. 수면 클리닉을 찾아도 특별히 개선되지 않았다. 멜라토닌도 먹어보고 최후의 보루라고 생각한 수면제도 먹어봤지만 깊게 잠들기는 힘들었다.

그 후 수면제가 모든 걸 해결해주지 않는다는 걸 알게 됐다. 수면제를 먹고 잠들었다고 해서 깊게 잘 수 있는 건 아니었다. 침대에 누워도 새벽 4~5시가 돼야 잠들 수 있었다. 그마저도 1~2시간 정도 짧고 얕은 잠을 자는 수준이었다. 다시 생각해도 그때는 너무 괴롭고 힘든 시기였다.

나는 개인 병원을 접고 건강 관리에 집중했다. 그때 내가 주목한 것이 호르몬, 그중에서도 수치가 많이 떨어진 성장 호르몬이었다. 42세에 50대 중반으로 떨어진 성장 호르몬 수치를 올리면 괜찮아질 것 같았다.

## 불면증 치료에 도움이 된 성장 호르몬

성장 호르몬은 수면 주기 중 깊은 잠을 자는 비렘non-rapid eye movement, NREM 수면 시기에 방출된다. 이때 신체 조직의 회복이 일어난다. 보통 밤 12시에서 새벽 2시 사이가 성장 호르몬 분비가 활발한 시간이다. 그런데 이 시간에 계속 숙면을 못하게 되면 성장 호르몬 분비가 떨어지고 잠이 부족해지니 몸에서는 스트레스 호르몬인 코르티솔이 과다 분비되어 각성 상태가 지속된다. 그 결과 불면증으로 악순환이 이어지게 된다.

성장 호르몬은 체내에서 계속 분비되지 않고 일정 시기에 분비된다. 혈액 안에 아미노산이 증가했을 때, 지방산과 혈당이 감소했을 때, 운동을 했을 때 분비된다. 그러므로 성장 호르몬의 분비를 유도하기 위한 환경을 만들어야 했다.

나는 불면증을 치료하기 위해 2장에서 소개한 단백질 위주의 호르몬 식단으로 식사를 했다. 단백질은 호르몬의 원료가 되기 때문이다. 야채 두 줌, 단백질 한 줌의 주먹 식단은 내가 나에게 제일 먼저 시도한 식사법이었다. 성장 호르몬 수치를 올리는 원료는 살코기에 많다. 그래서 그때부터 고기도 챙겨 먹었다.

나이가 들면서 몸을 정화시키고 싶다며 먹던 고기를 끊고 채식하는 사람도 있지만, 그러면 성장 호르몬이 계속 떨어질 수밖에 없다. 성장 호르몬 수치가 지나치게 낮으면 숙면을 취할 수 없다. 잠을 못 자면 살이 찌고 몸의 균형이 깨지기 쉽다. 심각한 이유가 아니라면 성장 호르몬을 올리는 연료가 되는 살코기의 동물성 단백질도 적당량을 골고루 먹는 게 좋다.

내가 시도한 마지막 처방이 성장 호르몬 주사였다. 나는 성장 호르몬 주사를 무려 1년 반 동안 맞았다. 너무 낮은 성장 호르몬이 정상 범주로 올라오기까지 시간이 필요하기도 했다. 성장 호르몬 주사를 맞으며 생활 습관을 바꾸었더니 서서히 호르몬 수치가 오르기 시작했다. 그 결과 잠도 잘 자게 됐다. 수면의 질이 좋아지니 삶에 활력도 돌았다. 그야말로 건강의 선순환이었다. 잠이 얼마나 삶의 질을 좌우하는지 그때 진정으로 깨닫게 되었다.

## 호르몬 처방으로 불면증 치료하기

나의 경우는 성장 호르몬이 문제였지만, 갱년기 여성들은 여성 호르몬이 떨어지면서 불면증이 오기도 한다. 많은 여자들이 여성 호르몬 질환으로 유방암을 걱정한다. 그러나 불면증으로 삶의 질이 떨어지고 체내 염증 수치가 높아져 발생하는 질환이 더 위험하다. 이럴 때는 여성 호르몬 수치를 높이는 건강기능식품이나 의학적 도움을 받으면 좋다.

최근 항노화 의학에서는 듀아비브duavive라는 여성 호르몬 처방을 선호하는 추세다. 듀아비브는 티섹TSEC이라는 새로운 계열의 호르몬 치료제다. 유방암 발생 가능성이 확인된 프로게스틴을 빼고 에스트로겐에 바제독시펜을 접목한 것이다. 듀아비브는 유방암 발병 위험을 낮추는 것으로 보고되고 있다. 이러한 호르몬 처방으로 불면증을 치료한 중년 여성들이 많다. 이외에도 면역 호르몬이 낮은 사람은 그에 맞는 처방으로 호르몬 균형을 맞추면 된다.

잠이 오지 않아 삶이 망가졌을 때는 그 원인이 무엇인지 찾아 하루빨리 개선해줘야 하는데, 여러 요인 중에서 호르몬만 호전되어도 수면 문제가 한결 나아진다. 밤에 잘 자면 성장 호르몬이 올라가고 그 활력으로 낮에 활발하게 활동할 수 있는 선순환이 일어나는 것이다.

실제로 내 진료실에 찾아오는 셀러브리티 중 불면증으로 고통받는 이들이 많다. 이들의 불면증을 치료할 때도 역시 호르몬 관리를 하면서 멜라토닌과 약간의 수면 보조제를 처방한다. 간혹 주사나 약물을 처방하면 중독을 우려하는 사람이 있지만, 부족한 걸 채우기 위해 받는 처방은 중독을 걱정할 정도는 아니다. 내 몸에서 떨어진 부분을 채워 정상 범주로 올려주기까지의 치료일 뿐이다.

# 05

**Stay Active**

# 내 몸을 이해하기 위해 시간을 쓴다

나와 오랜 세월 인연을 맺어온 사람 중에는 활력 넘치는 사람이 많다. 이들의 일상은 대게 '운동'이 중심인 경우가 많다. 아무리 바빠도 운동을 하고, 좋아하는 스포츠를 제대로 배우기 위해 시간과 노력을 들인다.

나에게 주름 관리를 받는 것 외에 아무런 관리를 받지 않는 한 50대 여성이 있다. 그녀에게는 언제나 젊은 에너지가 느껴진다. 40대 초부터 주름 관리를 받아왔지만, 그녀의 활력은 단순히 관리로 얻어진 것이 아니었다. 하루는 내게 여행지에서 찍은 사진 한 장을 보여줬다. 호텔 수영장에서 뒷모습을 찍은 사진이었는데, 등이 시원하게 파인 수영복을 입고 있었다. 사진 속 그녀의 군살 없는 탄탄한 뒤태만 보고는 50대라는 사실을 믿기 어려웠다.

"인생 사진을 찍으셨네요! 운동을 얼마나 하신 거예요?"

그녀는 주 5회 필라테스를 하고, 겨울이면 용평 스키장을 오가며 레슨을 받는다고 했다. 내가 놀란 점은 필라테스와 스키 모두 건강 관리 목적 이상으로 제대로 배우고 있다는 점이었다. 실력을 들어보니 상급자 코스쯤은 가뿐해 보였다.

"자세가 흐트러지지 않기까지 수년이 걸렸어요. 이제야 제법 폼이 나와요."

수년간 같은 패턴으로 운동하는 그녀에게 생물학적 나이는 무색해 보였다. 그녀는 운동을 다이어트 목적으로 하지 않았다. 자신의 몸에 정성을 기울이면서 내가 내 몸을 제대로 쓸 수 있도록 훈련하는 것에 더 가까웠다. 물론 이렇게 운동하려면 돈과 시간이 필요하다. 그러나 돈과 시간이 있는 모두가 이렇게 운동하는 것은 아니다. 능동적으로 내 몸을 사용하는 노력이 습관으로 쌓여 활력 있는 삶이 되었다고 봐야 한다.

그래서인지 이들은 마사지나 스파처럼 수동적인 몸 관리를 좋아하지 않는다. 오래 누워서 시간을 보내는 일을 선호하지 않고 몸에 활기가 도는 에너제틱한 스포츠를 즐긴다. 이처럼 에너지가 충만한 라이프 스타일을 현실적으로 가능하게 하는 원동력은 행복 호르몬과 관련이 있다.

## 운동과 행복의 상관관계

세로토닌이나 엔도르핀처럼 행복을 느끼게 하는 호르몬은 70%가 장에서 나온다. 15%가 뇌에서 나오는 것과 비교하면 엄청난 수치다. 우리가 운동을 하면 장내 미생물 분포가 달라지면서 기분 좋은 물질이 나온다. 그 기분 좋은 물질이 마사지를 받는 것보다 내 몸을 움직이게 하는 원동력이 되는 셈이다. 앞에서 언급한 50대 여성이 운동을 지속적이고 적극적으로 할 수 있는 것도 운동과 행복의 이러한 상관관계 덕분이다.

운동을 귀찮아하고 멀리하는 사람들은 대부분 이러한 경험이 없다. 그래서 의사들이 의식적으로라도 움직이라고 조언을 해도 흘려듣는 것이다. 지금이라도 늦지 않았다. 건강하게 나이 드는 활력 넘치는 삶은 지금 내가 몸을 움직일 것인지 아닌지에 달려 있다. 만약 몸을 움직여 활기를 되찾는 선택을 했다면, 평소에 많이 쓰는 팔보다 다리 운동에 집중하자. 하체의 움직임이 많아질수록 장내 세균이 유익균으로 변하기 때문이다.

학계에서는 운동과 장내 미생물의 상관관계에 관한 연구가 꾸준히 보고되고 있다. 과학저술가 클라크Clarke는 영국 소화기학회 학술지 〈거트GUT (2016)〉에 매우 흥미로운 글을 게재했다. 이일랜드 럭비 선수와 건강한 일반 남성의 혈액 및 대변을 검사한 뒤 결과를 비교한 내용이었다. 이들의 근육 손상과 염증 수치를 보며 운동량 대비 장내 미생물을 비교한 결과, 40명의 럭비 선수들이 더 높은 열량을 섭취했음에도 미생물 수가 더 많았고 그 종류도 다양했다. 이를 통해 운동이 장내 미생물 균형을 촉진한다는 주장에 더욱 힘이 실렸다.

## 내 몸을 이해해야 비로소 건강을 말할 수 있다

내 진료실에 찾아오는 한 60대 재벌가 사모님은 무려 8년 동안 필라테스를 했는데, 그 꾸준함이 쌓이고 쌓인 후에야 "이제야 내 몸 쓰는 법을 알 것 같다"고 말했다. 필라테스는 근육 운동으로 우리 몸의 중심이 되는 아랫배와 엉덩이 부분을 훈련해 코어 힘을 기르게 도와주는데, 그녀는 그 코어를 다룰 수 있게 되면서 한 이야기였다. 어깨도 아프고 허리도 뻐근해 물리 치료, 도수 치료, 재활 치료, 스파 등을 수없이 받아봤지만 크게 효과를 보지 못하다가 필라테스의 덕을 보게 된 것이다.

그녀는 그 어느 때보다 건강한 삶을 살고 있다. 누가 봐도 또래 사람들에 비해 활기찬 에너지를 가지고 있다. 치료를 통한 빠른 길을 선택하기보다 스스로 내 몸을 쓰는 데 꾸준한 시간과 노력을 들인 결과일 것이다. 건강과 먼 생활을 하다가 주치의를 두고 치료 받는 모습은 영화나 드라마에서나 등장할 뿐이다.

어떤 운동이든 상관없다. 필라테스가 아니어도 괜찮다. 내가 이들의 운동 이야기를 한 이유는 액티브한 활동을 통해 기분 좋은 경험을 하는 습관과 내 몸을 이해하기까지 들인 긴 시간을 말하고자 했던 것이다. 그러니 나이가 들수록 활기가 떨어지고 몸이 무거우면서 여기저기 아프기만 하다면 이들처럼 내 몸을 이해하기까지 꾸준한 시간을 써보자. 나도 모르는 사이에 한결 기운나는 순간이 올 것이다.

# 06

# 간단한 운동도
# 약이 된다

운동이 좋다는 사실을 모르는 사람은 없다. 잠을 자면 잘수록 잠이 더 늘듯이 운동을 하면 할수록 더 기운이 생기는 것도 잘 알고 있다. 그래서 "운동이 약이다exercise is medicine"라는 말도 있는 것이다. 이 말 그대로 운동은 '약'이다.

운동은 체력이 떨어지지 않게 도와주는 예방 주사와 같다고 생각하면 '운동 = 약'이라는 말이 결코 틀린 말이 아니다. 약을 처방받듯이 운동도 나에게 맞는 것으로 적절하게 하면 관절염이 나아지는 약이 되고, 우울한 기분이 떨쳐지는 항우울제가 된다. 실제로 항우울제 약을 복용한 사람과 운동을 한 사람의 회복 속도가 비슷하다는 연구 결과도 있다.

이렇게 좋은 운동이 어렵고 힘들게 느껴지는 이유는 일상이 바빠 시간을 내기 힘든 것도 있지만, 나와 잘 맞는 운동이 무엇인지 알기 어려워서 이기도 하다. 꼭 헬스장에 가야 하거나 필라테스를 해야 한다고 생각하지 말자. 그 생각이 운동을 방해하는 주요 원인이다. 괜히 무리한 운동을 했다가는 관절이 상해 자의 반 타의 반으로 운동을 오랫동안 쉬어야 할 수도 있다.

## 몸을 굳지 않게 하는 것도 훌륭한 운동이다

운동은 강도보다 무리하지 않게 꾸준히 하는 것이 제일 중요하다. 일주일에 3일만 30분씩 걸어도 생리적으로나 신체적으로 한결 건강해진다는 사실은 이미 과학적으로도 증명됐다. 평소에 거의 걷지 않았다면 빠른 걸음으로 30~40분씩 걸어도 좋고, 30분 이상 운동하기가 여의치 않다면 10분씩 3회에 나누어 걸어도 괜찮다. 운동은 틈틈이 해도 축적 효과가 있기 때문이다.

미세먼지 수치가 높거나 날씨가 흐린 날에는 집에서 운동하면 된다. 사실 가장 좋은 헬스장은 집이다. 나이가 들수록 중점을 두어야 하는 운동 포인트는 꾸준히 몸을 움직이는 것이지 어디에서 어떤 운동을 하느냐가 아니다. 건강하게 나이 드는 항노화 운동에서 기준이 되는 것은 몸이 굳지 않게 하는 꾸준한 실천이다.

나의 친정 아버지는 83세인데 아침에 눈을 뜨면 머리부터 발끝까지 몸을 움직이신다. 고개 돌리기, 손끝 털기, 주먹 쥐었다 펴기 같은 운동을 하신다. 나는 그러한 움직임이 바로 몸을 굳지 않게 만드는 운동이라고 생각한다. 덕분인지 친정 아버지는 다행히 아직까지 정상 혈압을 유지하며 상당히 건강하신 편이다.

함께 TV 방송에 출연하며 알게 된 한 70대 연예인은 췌장암 직전 단계의 종양 판정을 받은 적이 있었다. 그녀는 종양을 치료하기 위해 대수술을 받고 여러 해 큰 고비를 넘기며 현재는 완치한 상태다. 그녀 역시 아침에 일어나자마자 실천하는 자신만의 스트레칭 루틴이 있었다. 누가 봐도 간단하고 쉬운 동작이지만, 꾸준한 실천이 곧 약이 된 셈이다. 현재 그녀는 병이 있었다는 사실이 믿기지 않을 만큼 건강하고 또래보다 훨씬 활기차다.

나 역시 40대에 운동을 시작해서 50대가 된 지금까지도 꾸준히 운동을 하고 있는데, 내가 하는 운동도 아주 간단하다. 아침에 일어나면 이리저리 몸을 비틀면서 스트레칭을 하고 목부터 척추, 골반 기저근까지 이어진 코어 근육을 전체적으로 이완시켰다가 한 번에 긴장시키는 근육 기지개를 켠다. 온몸을 둥글게 말고 쪼그려 앉았다 펴는 동작으로 전체 코어 근육을 깨우면서 긴장시키는 데 효과적이다. 근육 기지개 켜기 방법은 186쪽에 자세히 설명해두었다.

이 동작은 일본 보디메이킹 트레이너인 사쿠마 겐이치의 책 《체간 리셋 다이어트 モデルが秘密にしたがる(2017)》를 보고 알게 된 것이다. 하루 5분으로 체간(코어)의 근력을 키워 몸을 가장 바른 상태로 리셋하는 효과를 얻을 수 있다. 이렇게 배, 등, 어깨뼈 주변의 근육, 목에서 갈비뼈에 이르는 근육, 엉덩이와 허벅지로 이어지는 근육을 제대로 자극하면 전신 근육을 고루 사용하게 되어 기초 대사가 올라가고 에너지를 더 많이 쓰는 몸으로 변한다. 근육은 똑

같은 동작에 익숙해지면 그 상태를 유지하려는 성질이 있기 때문에 이렇게 코어 근육을 전체적으로 사용하는 연결 동작에 익숙해지도록 만들어야 평소에도 근육을 활용하기 쉽고 살이 덜 찌는 체질이 될 수 있다.

나는 엘리베이터에 혼자 타면 스쿼트를 한다. 엘리베이터에 사람들이 있을 때는 발뒤꿈치를 들었다 내리는 운동이라도 한다. 이러한 운동 루틴이 있으면 나이가 들어도 쉽게 몸이 굳지 않아 어느 정도의 활력을 유지할 수 있다.

## 운동이 우리 몸에 약으로 작용하는 원리

나만의 간단한 운동 루틴이 생긴 뒤 조금 더 강도 높은 운동을 할 수 있게 되면 근력 운동으로 넘어가보자. 우리가 근육을 사용하면 체내에 마이오카인myokine이라는 호르몬이 생성돼 몸에 긍정적인 작용을 한다. 나이가 들수록 체내에 염증이 많아지는데, 마이오카인이 이 염증을 잡아주는 항염 작용을 하는 것이다. 그래서 만성 염증으로 몸이 무기력한 사람에게는 운동 처방이 빠지지 않는다.

와세다대학교 스포츠과학학술원의 히구치 미쓰루 교수는 자신의 저서 《피곤해 죽겠다면 근육에 투자하라 體力の正體は筋肉(2018)》에서 마이오카인에 대해 자세히 다루기도 했다. 그는 근육에서 분비되는 30종 이상의 호르몬을 총칭하는 마이오카인 중에서 산성 분비단백질(SPARC)이 대장암의 암세포를 자살시키고 인슐린 유사

성장인자(IGF-1)가 뇌 세포와 혈관 생성을 촉진한다고 말했다.

마이오카인은 젊은 피부와도 관련이 있다. 마이오카인이 혈류를 타고 흐르면서 신체 조직의 각종 세포들을 활성화시키기 때문이다. 그 결과 피부의 노화 속도가 지연되는 것이다. 이 밖에 마이오카인은 장내 세균의 움직임을 활발하게 하여 장내 미생물 환경을 좋게 만든다.

다시 한번 '운동이 약'이라는 말을 강조하고 싶다. 이렇게 좋은 운동 효과를 더 이상 놓치지 말아야 한다. 40세 이상이라면 보약을 먹듯 적극적으로 운동을 해야 한다. 운동을 멀리할수록 얻는 건 노화와 무기력뿐이다. 운동을 하면 그 반대가 되어 활기찬 삶이 기다리고 있다. 더 이상 시간이 없고 바쁘다는 이유로 운동을 미루지 말자.

### 운동을 꾸준히 할 수 있는 세 가지 방법

운동으로 몸의 균형이 잡히면 몸의 조절 능력이 향상되어 활력 있는 몸이 된다. 그러니 나이가 들어 기력이 없는 걸 당연하게 생각하지 말았으면 좋겠다. 다만 너무 피곤할 때 하는 운동은 약이 아닌 독이 되기도 한다. 피곤한 상태에서 한 운동이 스트레스로 작용해 혈압이 오르는 경우도 있다. 건강하기 위해 하는 운동이니 가능한 즐겁게 꾸준히 할 수 있는 방법으로 실천해야 한다. 다음은 운동 루틴을 갖는 데 도움이 되는 세 가지 방법이다.

### ① 병원 예약을 잡듯 운동 시간을 정해둔다

1장에서 잠시 언급했듯이 운동 일정을 선약처럼 여기는 것이다. 그리고 몸이 운동에 익숙해질 때까지 머리부터 발끝까지 비틀고 터는 즉흥 체조를 해보자. 간단하고 쉬운 동작으로 시작해 운동에 익숙해져야 한다.

### ② 내가 얼마나 운동을 했는지 기록한다

휴대전화 애플리케이션을 통해 7천 보 이상 걸었다는 기록을 하면 다음날도 운동을 하고 싶은 좋은 자극이 된다. 건강을 유지하려면 일주일에 150분 정도 운동하고, 체중 감량을 원하면 일주일에 300분 운동하라!

### ③ 333 법칙 운동을 해보자

333 법칙 운동이란 평소 생활 강도보다 30% 높게, 일주일에 3일 이상, 한 번에 30분 넘게 하는 운동을 말한다.

## 건강한 몸을 두고두고 써먹는 스트레칭

### ① 근육 기지개 켜기

제2의 심장인 종아리 근육을 수축해 혈액 순환을 활성화하고, 전신 근육을 스트레칭해 척추와 골반의 밸런스를 잡는 효과가 있다.

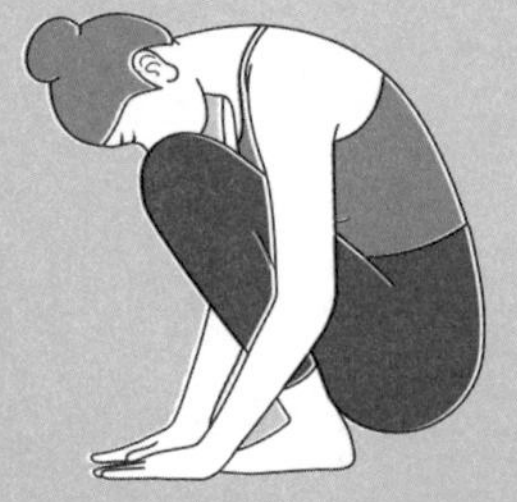

1) 뒤꿈치를 바닥에 붙이고 쪼그려 앉는다.
몸을 둥글게 말고 두 손으로 바닥을 짚는다.

2) 기지개를 켜듯 전신을 한 번에 쭉
뻗으며 일어난다. 발끝으로 선 상태
로 10초간 유지한다. 숨을 들이마
시고 (1)번 자세로 앉으면서 내쉰다.
10회 반복한다.

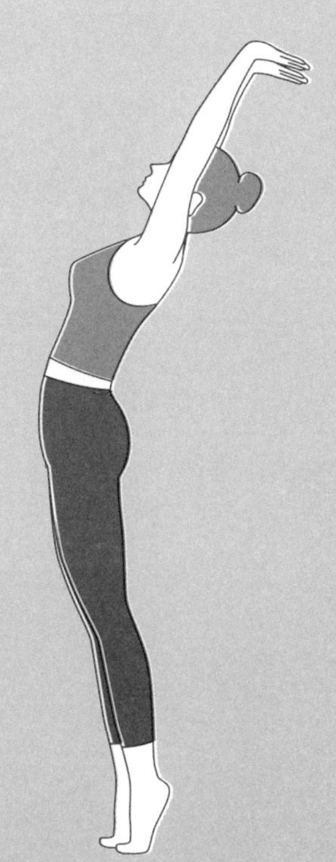

### ② 들썩들썩 스트레칭

목, 가슴, 어깨의 뭉친 근육이 풀리면서 혈류량이 늘어 경동맥의 순환이
좋아진다. 굽은 어깨와 등이 펴지면서 나이가 들어도 당당한 뒤태를 유
지할 수 있다.

(방법) 평소에 어깨를 위아래로 올렸다 내리는 동작을 12회 반복한다.

# 07

# 활력이 살아나는
# 스트레스 관리법

앞서 말했듯이 실제 나이보다 젊어 보이는 사람들은 다소 액티브한 운동을 즐긴다. 나보다 나이 많은 사람들이 활발히 운동을 즐기는 모습을 보면, 이들이 스트레스를 적극적으로 해소한다는 생각이 든다.

스트레스를 적극적으로 푸는 일은 중요하다. 스트레스를 받으면 코르티솔 호르몬이 분비된다. 강도가 높거나 만성적인 스트레스일 경우 코르티솔 호르몬이 혈당을 높여 살찌게 만든다. 정상 범주에서 벗어난 몸에는 장누수 증후군을 비롯해 만성 염증이 생기기도 한다. 그 결과 나도 모르게 식욕이 생겨 단 음식을 많이 먹게 되고, 살찌고 몸이 붓게 된다. 스트레스가 만병의 근원이 되는 것이다. 그래서 스트레스와 관련된 논문을 보면 적극적으로 스트레스를 해소해야 한다는 내용이 나온다.

## 과도한 코르티솔 분비를 낮추는 영양소

미국국립의료보건원 과학자들은 규칙적인 운동이 과도하게 높아진 코르티솔 수치를 정상 수치로 낮추고, 대사 과정에서 일어나는 조직 파괴를 막는다고 밝혔다. 스트레스를 줄일 수 없다면 과도한 코르티솔 호르몬이라도 줄여야 한다. 코르티솔 호르몬을 줄이는 방법은 탈수를 피하고 카페인 섭취를 줄이면서 스트레스를 호전시키는 비타민 B군(B5·B6 포함), 마그네슘, 테아닌 등의 영양제 섭취가 도움이 된다.

부신은 우리 몸의 보일러이며 스트레스 대처 기관이다. 스트레스가 누적돼 만성화되면 부신 기능이 저하되어 코르티솔 불균형이 발생한다. 부신이 기능을 회복하기 위해서는 비타민과 미네랄을 섭취하는 게 도움이 된다. 비타민 B군은 신경 안정, 정서 안정, 심리적 불안과 스트레스 해소 등 신경계통에 직접적으로 관여해 코르티솔 조절을 돕는다. 또한 테아닌theanine은 녹차잎에서 추출한 아미노산으로 뇌의 긴장을 풀어주고 코르티솔 균형을 맞추는 데 효과적이다.

## 스트레스 해소 중 최악의 방법, 과식

스트레스를 적극적으로 푸는 방법으로 과식은 선택하지 말아야 한다. 안 그래도 스트레스 때문에 자극을 받은 코르티솔 호르몬이 식욕을 끌어당기는데, 이 상태에서 불규칙하게 많은 양의 음식을 먹으면 고스란히 살이 되는 것은 물론이고 건강도 상하게 된다. 과식으로 몸이 무거워지고 툭하면 여기저기 아파오기 시작하면 스트레스가 더욱 쌓인다. 이렇게 스트레스의 악순환이 이어지는 것이다.

가장 우선적으로는 먹는 방송을 멀리하는 게 좋다. 아무리 밥을 먹고 배고픈 상태가 아니어도 방송에서 연예인들이 맛있다고 극찬하며 음식을 먹는 모습을 보면 절로 식욕이 생긴다. 이 가짜 식욕이 문제다. 가짜 식욕에 넘어가면 필요 이상으로 많이 먹게 되고, 결국 먹는 양이 늘어나 비만으로 이어지게 된다.

## 유행 대신 나만의 취향으로 스트레스 해소하기

내 진료실에 찾아오는 연예인이나 유명인들을 보면 평소에 스마트폰을 자주 들여다보지 않는다. 영문으로 된 소설책을 읽는 등 나름의 취미로 시간을 보낸다. 운동이나 취미가 대부분 자기만의 취향대로 잡혀 있어 요즘 유행하는 것들에 관심이 적고 그만큼 영향을 덜 받는다.

이들이 꾸준히 운동을 하는 것과 나이가 들수록 남들이 피하는 역동적인 운동을 즐기는 것 모두 이러한 취향과 연결되어 있다고 생각한다. 주변 사람들이 좋다고 말하는 것이나 유행하는 것에 영향을 받지 않고 자신이 좋아하는 것에 몰두하는 덕분이다.

내가 좋아하는 운동이나 취미로 스트레스를 푸는 것이야말로 적극적인 스트레스 관리법이 될 수 있다. 즐겁게 꾸준히 할 수 있기 때문이다. 남들이 한다고 따라했다가 나와 맞지 않아 흐지부

지됐던 일이 얼마나 많던가. 이러한 일을 한두 번 겪고 나면 더이상 무언가를 시도하고 싶지 않게 되고 역효과로 스트레스만 쌓이게 된다.

스트레스를 적절히 풀면서 활기찬 삶을 가꾸려면 무엇보다 자신에게 즐거운 방법을 찾아야 한다. 내가 진료실에서 만나는 셀러브리티들은 대부분 활동적인 스포츠를 즐기며 스트레스를 해소했기에 하나의 예시로 이야기를 꺼냈을 뿐이다. 유행에 휩쓸리지 않고 나의 취향에 꼭 맞는 방법이면 그 무엇보다 훌륭한 스트레스 관리법이 될 것이다.

# 08

**Stressless**

# 삶에 규칙을 만들면 스트레스가 줄어든다

앞서 적극적인 스트레스 관리법에 대해 이야기했다면 이번에는 소극적이지만 효과만큼은 확실한 스트레스 관리법에 대해 이야기하고자 한다. 바로 삶의 규칙을 만드는 루틴에 관한 것이다.

### 규칙적인 일상이 불안을 잠재우고 스트레스를 낮춘다

나의 경우를 예로 들면, 내 생활은 굉장히 단순한 편이다. 월요일부터 토요일까지 병원에서 진료를 하고 주 3일 운동하는 스케줄이 고정적이다. 운동을 하지 않는 날 저녁에는 방송 촬영이나 강연, 학회 등 외부 스케줄을 소화한다. 그래서 저녁 약속을 많이 잡을 수 없어 주로 낮에 사람들을 만난다. 일과 운동 스케줄만 고정해두었을 뿐인데 삶이 내 중심으로 돌아가면서 굉장히 단순해졌다. 이렇게 단순한 삶의 패턴이 일정한 규칙으로 자리 잡자 스트레스 지수가 놀라울 정도로 낮아졌다.

50대에 접어든 지금의 나는 갱년기이자 폐경을 경험한 중년이 되었다. 체력이 더 떨어져도 이상할 게 하나도 없는 것이다. 하지만 일에 지나치게 몰두해 번아웃 증후군을 앓던 40대 때보다 오히려 지금 더 활력 넘치는 삶을 살고 있고 잠도 잘 잔다. 그 이유가 무엇인지 곰곰이 생각해보니 그 어느 때보다 낮은 스트레스 덕분인 것 같다.

누군가에게는 매일 비슷하고 새로운 모험이 일어나지 않는 인생이 따분하고 지루하겠지만, 규칙적인 삶에 안정을 느끼면서 스트레스 지수가 낮아지는 사람도 있다. 바로 내가 그렇다. 내 중심으로 스케줄을 짜서 예측 가능하게 흘러가는 루틴이 그렇게 마음 편할 수가 없다. 나는 이러한 규칙이 스트레스 받는 상황을 피할 수 있게 도와준다고 생각한다. 그래서 적극적인 스트레스 해소법이 잘 맞지 않는 사람들은 나처럼 삶의 규칙을 정하는 것도 스트레스 관리가 된다는 이야기를 해주고 싶다. 가장 좋은 스트레스 해소법은 나에게 잘 맞는 생활을 하는 것이다.

## 심플리스트는 스트레스에 휘둘리지 않는다

불필요한 고민을 하지 않는 것도 스트레스를 낮추는 데 도움이 된다. 나는 원래 긍정적이고 낙천적이라 A와 B 중에 하나를 골라야 할 때 둘 중 하나를 선택한 다음에는 선택하지 않은 것에 미련을 두지 않는다. 미련을 갖는다 해도 현실에서 아무것도 바뀌지 않으니 소중한 내 시간과 에너지를 쏟을 이유가 없다. 이런 나에게 남편은 "당신은 참 단순해서 좋겠다"고 자주 말한다.

심플리스트가 되려는 노력은 스트레스를 푸는 데 큰 도움이 된다. 오래 고민한다고 좋은 결정을 하는 것도 아니고, 망설인다고 둘 다 가질 수 있는 것도 아니다. 괜한 곳에 시간과 에너지만 쓰지 않아도 스트레스 받을 일은 한결 줄어든다. 그래서 감정 소비도 적다. 내가 진료실에서 환자들을 밝은 모습으로 대할 수 있는 비결이기도 하다. 심플리스트인 덕분에 불필요한 에너지 낭비를 줄일 수 있으니 내가 중요하다고 생각하는 일에 집중할 수 있다.

"현대인들이 다 그렇지 뭐" "이 정도 스트레스도 안 받고 사는 사람이 어디 있어?"라는 생각으로 스트레스를 키우지 말자. 소극적인 방법으로도 얼마든지 스트레스를 풀 수 있다. 심플리스트가 되려는 노력 이외에도 스트레스 때문에 뭉친 근육을 풀어주는 요가, 명상, 마사지 등의 방법도 괜찮다.

조용한 음악을 틀고 촛불을 켜거나 조명을 낮춘 상태에서 몸과 마음에 휴식을 주는 따뜻한 차 한 잔을 마시는 것도 좋다. 커피와 같이 카페인이 든 음료는 스트레스 호르몬인 코르티솔 분비를 자극하기 때문에 카페인이 없는 차를 선택하자. 차가 식을 동안 천천히 깊은 호흡을 하며 기다리고, 차를 다 마신 후에는 가볍게 목을 돌리거나 스트레칭으로 마무리를 해도 근육 이완에 큰 도움이 된다. 잔뜩 긴장한 근육을 이완시켜주는 것 역시 스트레스 해소에 아주 좋은 방법이다.

# 09

# 항노화의 적인
# 치매 걱정 더는 법

건강하고 활기차게 나이 드는 과정에서 가장 걱정되는 건 아무래도 치매다. 치매는 나의 의지와 상관없이 환자가 되는 것이기 때문이다. 언제든 내게 올 수 있는 손님이지만 가능하다면 늦게 맞이하고 싶은 치매는 운동으로 늦출 수 있다.

## 치매는 운동을 싫어한다

50대부터라도 운동을 시작하면 치매가 예방되는 효과가 있다. 실제로 운동하는 사람이 운동하지 않은 사람에 비해 치매에 덜 걸렸다는 연구도 있다. 미국 일리노이대학교의 아서 크레이머Arthur Kramer 교수팀이 노인들을 대상으로 12개월 동안 유산소 운동 요법을 진행했다. 연구 결과에 따르면 운동을 한 후 뇌 유례 신경영양인자(BDNF)의 수치와 해마의 크기가 증가했고, 기억력이 향상됐다고 한다.

운동을 하지 않은 사람은 평균 75세에 치매에 걸렸지만 운동을 한 사람은 평균 90세에 치매가 시작됐다는 연구 결과도 있다. 독일 헬름홀츠 뇌질환센터 연구진 역시 시각 및 청각을 동시에 자극하는 댄스 트레이닝 같은 유산소 운동이 노화성 기억 저하를 늦추는 데 효과가 크다는 연구 결과를 발표했다.

많은 사람들이 치매를 걱정하지만 걱정만 할 뿐, 치매를 예방할 수 있는 운동을 게을리하는 건 사실이다. 앞서 말했듯이 잘 먹고, 잘 자고, 일상생활에서 가벼운 운동을 꾸준히 하면서 스트레스를 관리하면 활기찬 삶과 함께 치매 속도도 늦출 수 있다.

## 미리 대비하는 치매 유전자 검사

열심히 운동하는 라이프 스타일을 유지하면서도 가족력으로 치매가 걱정이라면 유전자 검사를 해보는 것도 좋은 방법이다. 내 진료실에 찾아온 한 70대 여성은 치매에 대한 걱정이 상당히 심한 편이었다. 어머니가 너무 불안해하자 아들이 걱정만 하지 말고 직접 검사해보자며 모시고 온 경우였다.

유전자 검사가 처음 상용화되었던 2011년만 해도 검사 비용이 무려 1억2천만 원에 달했다. 그러나 10년 가까이 지난 지금은 치매 유전자와 파킨슨병, 각종 암에 대한 유전자 검사는 비용을 33만 원 부담하면 가능하다. 미래 의학은 이렇게 급격히 변하고 있다. 특히 골다공증, 암, 류마티스 관절염, 녹내장처럼 특정 질병에 대한 유전자 검사도 치매 유전자 검사 시 결과를 같이 알려준다.

이제는 유전자 검사도 항노화 관리의 하나라고 생각한다. 유전자 검사를 확진이라고 말하기 어렵지만 위험 정도는 충분히 예측 가능하다. 안심, 양호, 보통, 주의, 경고 등 다섯 단계의 위험도에 따라 검사 결과가 나오는데, 내가 속한 단계가 어딘지에 따라 생활 습관을 관리하면 된다. 유전자 종합 분석 결과지 예시는 199쪽을 참고하자.

치매 걱정이 컸던 70대 여성은 유전자 검사 결과 '안심' 단계가 나오자 말 그대로 안심 상태가 됐다. 사실 그녀는 가족력을 이유로 불안감이 컸었다. 알츠하이머 치매는 유전적 요인에서 발병 위험이 높기에 불안감이 컸던 것도 이상한 일이 아니다.

만약 유전자 검사 결과에서 '주의'나 '경고'가 나왔다고 해서 너무 심각하게 받아들일 필요는 없다. 발병 위험성이 큰 만큼 생활 습관 관리를 더욱 철저하게 하면 된다. '주의'의 경우 치매 예방에 도움이 되는 식생활로 관리해보자. 오메가-3가 풍부한 등푸른 생선을 일주일에 2~3번 이상 먹거나, 거친 음식을 주로 먹으면 씹는 활동을 통해 뇌가 활성화된다. 견과류, 블루베리, 당근, 사과 등 껍질 색깔이 진한 유기농 과일을 먹는 것도 도움이 된다.

비타민과 영양제를 먹을 때는 뇌 활성화에 도움이 되는 레시틴, 뇌의 혈액 순환에 좋은 L-카르니틴, 오메가-3, 콜린알포세레이트 성분이 포함된 뇌 기능 장애개선제(알포콜린, 글리아티린, 콜렌시아)를 챙겨 먹으면 좋다.

장내 세균이 치매의 발생과 진행에 영향을 줄 수 있다는 연구 결과도 있다. 스웨덴의 룬트대학교 연구팀은 국제학술지 〈사이언티픽 리포트Scientific Report (2017)〉에 생쥐의 장내 세균 상태에 따라 치매의 병리 소견이 달라질 수 있다는 연구 결과를 발표했다.

장내 세균이 뇌의 베타아밀로이드 단백질 형성에 영향을 끼치는 기전은 아직 정확하게 알려져 있지 않다. 그러나 특정 장내 세균이 염증 유발 물질을 분비하고 이것이 장을 통해 혈관으로 들어가 뇌에 염증 물질을 축적시키는 것은 예측할 수 있다. 이것이 치매 예방을 위해 질 좋은 유산균을 복용해야 하고 장내 미생물 숲을 가꾸어야 할 이유다.

오래 살면 쉽게 피할 수 없는 것이 치매다. 그러나 이제는 의학 발달로 치매를 예측하는 유전자 검사가 가능해졌다. 지나친 걱정으로 삶의 질을 떨어뜨릴 필요가 없다. 그저 평소에 미리미리 건강한 생활을 위해 소식하면 된다. 뇌의 80%는 수분이므로 충분한 양의 물을 마시고 브로콜리, 양배추, 녹차 등 항산화 식품을 챙겨 먹으며 활력 넘치는 삶을 유지하면 된다.

지나친 걱정은 독이 된다. 치매는 언제든 찾아올 수 있는 손님이지만 조금 늦게 오도록 만드는 것은 자신의 노력에 달려 있다. 걱정만 하고 노력을 게을리하지만 않으면 된다.

# 유전자 종합 분석 결과지

| | 안심 | 양호 | 보통 | 주의 | 경계 |
|---|---|---|---|---|---|
| 암 및 안과 질환 결과 | 녹내장<br>망막색소변성증<br>위암 | 만성 림프구성 백혈병<br>원추각막<br>췌장암<br>폐암 | 갑상선암<br>구강·인후암<br>난소암<br>뇌수막종<br>대장암<br>림프종<br>방광암<br>식도암<br>신경아세포종<br>유방암<br>자궁경부암<br>중증 안구건조종<br>피부암<br>황반변성<br>흑색증 | 간암 | |
| 일반 질환 결과 | 치매(알츠하이머병) | 뇌졸증<br>류머티스 관절염<br>심근경색증<br>혈전증 | 골다공증<br>다발성 경화증<br>심방세동<br>우울증<br>제2형 당뇨병<br>파킨슨병 | | |

## 단계별 해석

유전자 분석 결과는 위험 정도에 따라 5단계로 구분된다.

**경계** 유전적 위험도가 상대적으로 높으며, 집중 건강 관리가 필요한 상태

**주의** 유전적 위험도가 상대적으로 다소 높으며, 건강 관리에 유의해야 하는 상태

**보통** 유전적 위험도가 '주의' 단계보다 상대적으로 조금 낮은 상태

**양호** 유전적 위험도가 상대적으로 다소 낮은 상태

**안심** 유전적 위험도가 상대적으로 낮은 상태

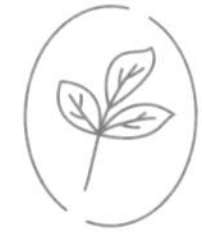

# 4

# 젊은 피부와 생기를
# 유지하는 비결

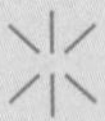

젊을 때는 입술이나 눈 화장 등 색조 메이크업에 신경을 썼다면, 나이가 들수록 피부가 좋아 보이는 기초 메이크업에 공을 들이게 된다. 어떤 화장을 하고 어떤 옷을 입든, 얼굴에 생기가 없고 피부결이 거칠고 푸석푸석하면 도무지 건강해 보이지 않는다는 걸 알기 때문이다.

아침에 일어났을 때 얼굴에 생긴 베개 자국이 쉽게 없어지지 않거나 피부에 뾰루지의 흔적이 오래 갈 때마다 나이 든 걸 실감하게 된다. 나와 비슷한 또래를 보면 유난히 피부에 눈이 가고, 심지어는 잘못한 일로 검찰의 포토라인 앞에 선 사람들의 피부에도 눈길이 간다. 내 지인은 도대체 그 사람은 뭘 했기에 얼굴이 반짝반짝 빛이 나고 피부가 맑아 보이는지 너무 궁금하다고 말하기도 했다.

나는 이런 생각을 하는 많은 사람들에게 '그건 오해'라는 말을 해주고 싶다. 공부나 다이어트에 왕도가 없는 것처럼 피부 관리 역시 크게 다르지 않다. 무언가 독특한 관리를 해서 피부가 좋아진다기보다 기본에 충실한 덕분에 건강하고 좋은 피부 상태가 오래도록 유지되는 경우가 훨씬 많기 때문이다.

　여배우 ○○○의 꿀피부 비결
　톱 모델 ○○○이 사용하는 뷰티 디바이스
　○○家 며느리가 받는 피부과 시술


　인터넷이나 잡지에서 흔히 볼 수 있는 기사 제목이다. 그 내용을 자세히 읽지는 않더라도 언뜻언뜻 스치며 접한 제목 때문에 이들에게 아주 특별한 피부 관리법이 있을 거라고 오해하기 쉽다. 하지만 특별한 건 거의 없다. 오랜 시간 이들 곁에서 노화 관리 주치의로 일해온 나로서는 그 오해를 꼭 풀어주고 싶다.

　줄기세포를 피부 속에 채우는 시술, 동안 윤곽 관리, 화면발 잘 받는 카메라 마사지 등은 이들과 거리가 멀다. 오히려 이들은 처음 들어본 시술이나 수술, 관리법에 크게 관심이 없다. 어쩌면 여러 매스컴에서 대중의 이목을 끌기 위해 조금이라도 더 특이한 것들을 언급하고 싶어 만든 현상인지도 모르겠다. 아니면 재벌이 나오는 드라마에서 자주 등장하는 마사지 숍이 만들어낸 오해일 수도 있겠다.

　돈과 시간만 있으면 누구나 예뻐질 수 있고 누구나 건강 관리를 할 수 있다고 생각하는 사람들이 많다. 그러나 정작 돈과 시간이 있는 사람들은 지극히 기본에 충실한 라이프 스타일로 자신의 건강과 미용을 챙긴다. 몸에 좋은 음식을 먹고, 스트레스를 관리하고, 이상적인 수면 리듬을 위해 애쓴다. '이렇게 하면 나쁜 걸 알지만 고치기 힘든' 여러 습관들을 실제로 하지 않는다. 그중에는 피부와 관련된 것도 당연히 포함된다.

가급적 얼굴에 손대지 않는 것, 습관적으로 턱을 괴지 않는 것, 주름지게 만드는 인상을 쓰지 않는 것 등 모두가 알지만 주의하지 않는 바람에 억지로 짠 여드름의 흉터가 생기고 주름이 깊어지지 않던가. 나이가 들어도 피부가 곱고 생기 있는 사람들은 나쁜 습관들을 웬만해선 하지 않는다. 또한 대중들이 오해하는 것처럼 수시로 얼굴에 주사를 맞거나 얼굴에 실을 넣어 처진 피부를 끌어올리는 리프팅 등 무리한 시술도 하지 않는다.

그렇다면 이들은 도대체 어떻게 관리하기에 남들보다 건강한 피부와 생기를 오래도록 유지할 수 있는 걸까? 4장에서는 누구나 알고 있어서 간과하기 쉬운, 그러나 효과가 좋은 피부 관리법을 짚어보고자 한다. 이와 더불어 실제로 내 진료실에 찾아오는 사람들에게 추천하는 젊고 생기 넘치는 피부 관리법을 소개하겠다.

# 01

# 유행하는 피부 관리법이
# 피부 자생력을 잃게 한다

홈쇼핑 채널에서 마스크 팩을 판매하는 방송을 보다가 '1일 1팩'이라는 말을 알게 됐다. 그게 무려 2~3년 전의 일이다. 이제는 1일 1팩이라는 말이 화장품 브랜드의 마케팅이나 뷰티 크리에이터의 콘텐츠 등 여기저기에 쉽게 쓰인다. 시초가 누구인지 그 출처가 명확하지 않지만 사람들은 '특별한' 피부 관리법이라고 지레짐작하며 따라하는 것 같다. 심한 경우 아침저녁으로 1일 2팩을 하는 사람도 있다는데, 과연 1일 1팩을 하면 정말 피부가 좋아지는 것일까?

### 피부도 과식하는 시대

솔직히 말하면 나는 1일 1팩을 권하지 않는다. 아무리 화장품이 좋다고 해도 화학 첨가제를 넣지 않은 경우는 거의 없기 때문이다. 날마다 마스크 팩을 얼굴에 붙일 때는 이 부분을 결코 간과할 수 없다.

물론 마스크 팩에는 피부에 필요한 보습 기능이 있다. 이러한 효과를 기대하며 1일 1팩도 하는 것이다. 그러나 내 피부와 맞지 않는 화학 첨가제가 제품에 들어있다면 얻는 것보다 잃는 게 더 많을 수 있다. 열심히 1일 1팩을 했다가 오히려 피부가 더 붉어지고 민감해지는 경우도 생기지 않던가. 이것이 모두에게 1일 1팩을 권할 수 없는 이유다.

마스크 팩뿐만이 아니다. 피부에 좋은 성분으로 만들었다는 에센스와 크림 역시 얼굴에 너무 듬뿍 바르면 피부가 과식을 한 것처럼 부작용이 생기기도 한다. 피부가 건강하게 숨 쉴 구멍을 막아 뾰루지가 나기도 하는데, 이 경우 피부가 체한 것이라고 생각하면 된다. 40~50대에 뾰루지가 났다면 화장품을 지나치게 많이 바른 건 아닌지 생각해봐야 한다.

눈가에 좁쌀만 하게 여드름이나 다래끼처럼 돌기가 생겼다면 비립종일 수 있으니 직접 짜지 말고 병원에 가는 게 좋다. 비립종은 피부에 생기는 1~2mm의 작은 양성 종양으로 화장품을 많이 사용하면 생기는 부작용 중 하나다.

지나친 것은 모자란 것보다 나쁘다. 마스크 팩과 화장품 역시 마찬가지다. 정말 오래도록 건강한 피부 상태를 유지하고 싶다면 좋은 걸 찾기 전에 피부가 소화할 수 있는 만큼만 제품을 사용해야 한다. 그리고 평소 피부 상태를 확인하며 화장품을 쓸 수 있어야 한다.

## 피부 주기를 생각하며 관리하기

그렇다면 지나치지 않고 모자라지도 않은 피부 관리는 어떻게 해야 할까? 무엇이든 적당히가 어려운 법이다. 그러나 피부는 각질 주기를 생각하면 관리가 어렵지 않다.

피부의 각질 주기는 28일이다. 28일을 주기로 피부는 새로운 세포를 만들기 때문에 죽은 세포는 각질 형태로 나타난다. 젊고 건강한 나이의 사람은 활발히 각질이 떨어지지만 나이가 들수록 그 주기도 길어지고 각질이 잘 떨어지지 않는다. 이렇게 각질이 제대로 탈각되지 않으면 아무리 열심히 화장을 해도 들뜨기 마련이다. 그래서 점점 얼굴이 칙칙하고 푸석한 것처럼 느껴지는 것이다.

이럴 때는 기본으로 돌아가 얼굴에 쌓인 각질을 없애고 피부 장벽을 탄탄하게 만드는 화장품을 적당히 사용하면 된다. 가벼운 필링은 피부 겉에 쌓인 각질층을 제거해줘 세포 분열을 도와준다.

각질이 제대로 제거되지 않은 상태에서 좋은 화장품을 지나치게 많이 사용하면 피부는 더욱 답답한 상태가 된다. 계속 메이크업이 들뜨고 뾰루지가 나는 것도 이러한 이유 때문이다. 제대로 된 클렌징으로 각질이 건강하게 제거되면 1일 1팩이나 화장품 과식을 하지 않아도 피부는 젊음과 생기를 되찾게 된다. 적정 체중을 위한 계획적이고 체계적인 단식인 '먹단먹단'처럼 화장품 역시 '먹단먹단'이 필요하다.

환절기 때문에 피부가 지나치게 건조해졌거나 수면 부족으로 피부결이 상했을 때는 일시적으로 1일 1팩이나 평소보다 화장품 양을 조금 더 늘려도 괜찮다. 일종의 SOS 처방처럼 말이다. 하지만 피부에 크게 문제가 없을 경우에는 굳이 그렇게 하지 않아도 된다. 이때는 화장품을 최소한으로 줄여 피부가 쉴 수 있는 시간을 주는 편이 낫다.

히라노 교코의 저서 《피부도 단식이 필요하다 スキンケア、やめました(2013)》에는 여성의 피부가 가장 좋았을 때는 '전쟁 중'이었을 때라는 내용이 나온다. 그만큼 피부는 무엇을 하지 않아도 스스로 재생하는 힘을 갖고 있다는 뜻이다. 나는 이 책에 나온 대로 아무것도 바르지 않고 화장품을 끊으라고 권하는 것이 아니다. 그러나 우리의 피부가 지나치게 많은 화장품을 필요로 하지 않는다는 시각에는 어느 정도 공감하는 바이다.

오랫동안 변비약을 먹으면 장이 스스로 움직이는 법을 잊는다는 말이 있다. 약이 알아서 대변 활동을 도와주기 때문에 굳이 장이 직접 움직일 필요가 없는 것이다. 지나친 화장품 사용으로 피부 역시 스스로 힘을 잃게 만들지 말았으면 좋겠다.

# 02

# 피부 나이를 되돌리는 화장품(1)
# 비타민 A

좋은 화장품을 많이 바르는 것이 결코 좋은 것만이 아니라면 어떤 화장품을 적당히 바르는 게 가장 좋을까? '고가의 브랜드 화장품과 저렴한 로드 숍 화장품의 원가는 별 차이가 없다' '아무리 좋은 화장품을 발라도 효과가 없다' 등 화장품에 회의적인 의견도 있지만 분명 피부에 도움이 되는 제품도 있다. 특히 비타민 A 크림이 그렇다.

피부를 건강하게 가꾸기 위해서는 화장품을 잘 선택해야 하는데, 특히 콜라겐 재생을 촉진하는 제품을 선택하면 좋다. 피부 속 콜라겐을 자극해 탄력을 살리는 시술도 있지만, 이러한 역할을 하는 화장품인 비타민 A 크림을 사용하는 것도 방법이다.

약이든 화장품이든, 피부에 바르는 성분 중 피부 나이를 되돌리는 효과가 입증된 것은 레티노이드retinoid가 유일하다. 레티노이드는 1920년 피부과 의사인 알버트 클리먼Albert Kligman 박사가 비타민 A라고 처음 지칭했다. 1940년대에 이르러 비타민 A 중 레티노익산retinoic acid 성분을 피부에 바르면 콜라겐이 합성된다는 사실이 알려지면서 피부과에서 주목을 받게 됐다.

대표적인 제품이 스티바에이 크림이다. 의사의 처방전을 받으면 약국에서 구입할 수 있다. 피부과 의사 30명 중 29명이 피부에 가장 효과적인 크림으로 이 제품을 꼽기도 한다. 한 의사는 방송에 출연해 그 어떤 비싼 화장품보다 이 제품이 더 효과가 좋다고 말해 화제가 된 적도 있다.

실제로 스티바에이 크림은 피부 노화 치료에 도움이 된다. 피부 표면인 표피 아래 진피 속 콜라겐 합성을 촉진하기 때문이다. 스티바에이 크림은 국소용 레티노이드의 일종인 트레티노인tretinoin을 함유하고 있어 각질 세포 박리, 콜라겐 합성, 멜라닌 감소 및 균등 분포, 자연스러운 홍조 기여 등 피부 상태를 개선한다. 특히 콜라겐 층이 두꺼워지고 콜라겐 세포가 늘어나는 유일한 국소 치료제라고 할 수 있다. 또한 표피 세포의 분화와 재생을 촉진해 피부결을 호전시키며 미백 효과를 내기도 한다. 그래서 이 크림을 장기간 바른 사람 중에는 잔주름이 없어지고 피부가 매끈하면서 반짝반짝 빛나는 경우도 있다.

이 말만 들으면 당장 스티바에이 크림을 바르고 싶은 마음이 들겠지만, 이 제품이 의사의 처방 아래 구입하는 약으로 분류하게 된 데에는 부작용이 있다는 뜻이기도 하다. 스티바에이 크림은 전문 의약품이다. 함유량에 따라 0.01%, 0.025%, 0.05%, 0.1%로 농도가 다른 네 가지 종류가 있다. 제품의 농도와 효과가 비례하는 것은 아니고 사용자의 상태에 따라 의사의 처방이 다르게 이뤄진다. 제품 사용 기간이 9~12개월 정도 지나면 전반적으로 피부 상태가 나아진다.

콜라겐 합성 효과 이외에 각질을 제거하는 필링 효과도 있어 사람에 따라 얼굴이 따끔따끔하고 붉어지면서 여드름처럼 도돌도돌한 뾰루지가 나기도 한다. 특히 레티노익산은 민감한 피부를 가진 동양인에게는 자극이 심하다. 벌겋게 변한 피부가 벗겨지고 지나치게 건조해지는 증세를 보이는 경우가 많다.

레티노이드 피부염retinoid dermatitis이라 불리는 일종의 자극성 접촉 피부염은 얼굴이 붉어지는 홍반, 각질이 떨어지는 인설, 피부가 땅기는 건조, 열이 느껴지는 작열감, 피부가 가려운 소양감 등으로 나타난다. 때문에 사용자 중 상당수가 사용을 중단하게 된다. 그래서 이 크림을 바를 때는 욕심을 내지 말고 콩알만큼 적은 양부터 바르다가 조금씩 양을 늘리는 게 좋다.

## 레티놀retinol 화장품

스티바에이 크림의 부작용 때문에 나온 화장품이 바로 레티놀

retinol 성분이 들어간 제품이다. 그래서 한때 안티에이징 화장품으로 레티놀 이름이 들어간 화장품이 유행했고, 지금도 레티놀을 검색하면 관련 제품들이 주르륵 뜬다.

레티놀은 비타민 A의 한 종류이며 피부 진피를 구성하는 콜라겐과 엘라스틴 등의 합성을 촉진해 주름을 줄이고 피부 탄력을 높이는 기능을 한다. 레티노익산의 전구체 역할을 하면서 스티바에이 크림에 나타나는 부작용이 전혀 없다는 장점이 있다.

그러나 안타깝게도 레티놀 화장품에 그렇다 할 효능을 기대하기는 어렵다. 레티놀이 레티노익산으로 바뀌려면 레티날데히드retinaldehyde, 레티날retinal의 2단계를 거쳐야만 레티노익산이 될 수 있는데, 이 과정이 쉽지 않다. 순수 비타민 A인 레티놀은 활성도가 높지 않고 불안정해 산소와 접촉하면 분해되기 때문이다.

레티놀 화장품을 열심히 발랐는데 기대한 만큼 효과를 얻지 못한 이유도 이 때문이다. 부작용은 없지만 효과도 없기에 '비타민 A 화장품에 비타민이 없다'는 말까지 나오는 것이다.

## 레티날retinal 화장품

레티놀 화장품에 효과가 없다는 것을 알게 된 후 새롭게 등장한 성분은 레티날retinal이다. 레티놀 화장품에서도 언급했듯이 레티노익산 바로 전 단계는 레티날데히드와 레티날이다. 특히 레티날은 레티놀과 마찬가지로 자극이 적지만, 레티놀과 달리 활성 형태인 레티노익산에 가까울 만큼 기능성 화장품으로서 높은 효과를 기대할 수 있다. 레티날은 피부 각질층과 유사한 구조를 갖는 세포를 통해 피부 속에서 효율적으로 작용해 레티노익산과 마찬가지로 피부 주름 및 탄력 개선에 도움을 준다.

문제는 레티날 성분의 반응성이 높아 쉽게 다른 성분으로 변해버리는 것인데, 이러한 불안정성을 개선해 화장품으로 만든 우리나라의 유일한 제품이 닥터 디퍼런트(Dr. Different)의 비타 A 크림이다. 강력한 항노화 효과를 가진 레티노익산 성분을 가진 전문의약품을 대체할 수 있는 유일한 기능성 화장품이라 할 수 있다.

레티노이드의 효능은 레티노익산이 가장 크다. 그다음이 레티날데히드와 레티날, 레티놀, 레티닐에스터 순으로 효능이 좋다. 레티놀은 레티노익산과 비교하면 그 효능이 1/20 수준이고, 레티날은 1/5 정도다. 이것이 바로 부작용은 없으면서 효과를 어느 정도 기대할 수 있는 레티날에 주목해야 하는 이유다. 이제껏 레티날이 레티놀만큼 주목을 받지 못했던 것은 제형의 안정화가 어려웠기 때문인데, 이러한 문제점은 앞으로 해결될 것이라 생각한다.

# 03

# 피부 나이를 되돌리는 화장품(2)
# 비타민 C

피부 나이를 되돌리는 대표적인 화장품에는 비타민 A 크림 외에도 비타민 C 크림이 있다. 비타민 A가 항노화 역할을 함으로써 콜라겐 합성, 탄력과 주름 개선에 효과가 있다면 비타민 C는 항산화antioxidation 효과를 기대할 수 있다.

항산화 효과는 사과와 바나나를 떠올리면 쉽다. 사과를 깎아두거나 바나나를 상온에 방치하면 시간이 지날수록 갈변하면서 산화가 되는데, 비타민 C 크림을 바르면 이 현상이 나타나지 않는다. 바로 항산화 효과 덕분이다. 녹슨 못에도 비타민 C 크림을 바르면 항산화 현상을 확인할 수 있다. 이 외에도 비타민 C는 점, 기미, 검버섯 등을 만드는 멜라닌 색소 발생 과정을 막아주는 화이트닝 효과도 있다.

하지만 비타민 C는 햇빛에 금방 산화되는 문제가 있어 주로 갈

색 병에 담긴 화장품이 많다. 성분을 안정화하는 게 가장 중요하기 때문이다. 순수 비타민 C의 함량이 높은 제품일수록 산화도 쉽고 피부도 따끔거린다. 피부의 이상적인 pH 농도는 5.5~6.0인 약산성 상태이므로 산성인 비타민 C의 농도가 너무 높지 않은 제품이 좋다. 적절한 pH 농도여야 피부에 잘 스며든다.

## 먹는 비타민 C와 바르는 비타민 C

비타민 C를 몸에 공급하는 방법은 두 가지가 있다. 음식이나 영양제로 섭취하거나 화장품을 바르는 것이다. 비타민 C를 섭취하면 자외선으로부터 진피의 산화적 손상을 막을 수 있고, 체내 콜라겐 합성이 원활해져 피부 노화를 지연시킬 수 있다. 그러나 피부 진피의 산화 여부는 생명과 직결되지 않다 보니, 체내에서 혈액이 비타민 C를 공급하는 우선순위에서 상당히 밀리는 편이다. 이처럼 비타민 C가 혈액을 통해 진피로 공급되는 양은 미미하다. 따라서 미용 목적으로 비타민 C를 사용할 때는 섭취하기보다 피부에 국소적으로 공급하는 크림을 바르는 것이 효과적이다.

그러나 비타민 C 크림은 제대로 된 것을 고르기 쉽지 않고 보관도 까다로운 편이다. 그 이유는 피부와 비타민 C의 반대되는 성질 때문이다. 피부 세포막은 물과 친화력이 적은 소수성의 성질을 띤다. 반면 비타민 C는 물과 친화성이 있는 친수성을 띠어 피부의 표피층을 전혀 통과할 수 없다. 또한 비타민 C는 빛에 매우 약하기 때문에 화장품 형태로 짧은 기간밖에 보존할 수 없는 단점이 있다. 만약 피부 침투성과 화장품 안전성의 문제를 해결한 비타민 C 크림을 선택해 보관에 유의해 사용한다면 원하는 효과를 얻을 수 있을 것이다.

## 피부 건강을 위해 가장 중요한 크림, 자외선 차단제

TV 건강 프로그램에서 자외선 차단제 실험을 한 적이 있다. 자외선 차단제를 바른 생 닭다리와 아무것도 바르지 않은 생 닭다리를 오븐에 굽는 내용이었다. 그 결과는 어땠을까? 예상 가능하게도 자외선 차단제를 꼼꼼히 바른 생 닭다리는 거의 익지 않았다.

굳이 이런 실험을 하지 않더라도 이제는 정말 많은 사람들이 알고 있다. 자외선 차단제는 선택이 아니라 필수이며, 이를 잘 바르지 않을 경우 피부 노화가 더욱 급격히 이루어진다는 것을 말이다. 아무리 비타민 A, C 크림으로 피부를 관리해도 자외선 차단을 소홀히 하면 피부 노화를 늦출 수 없다.

자외선 차단제는 보습제에 자외선 차단이 되는 화학 약품을 필요한 만큼 넣은 것이다. 자외선이 피부 수분을 증발시킨다는 점을 고려해 만든 것이라 볼 수 있다. 자외선 차단제는 크게 두 가지 종류가 있는데, 화학적으로 자외선을 차단하는 '유기자차'와 물리적으로 자외선을 차단하는 '무기자차'다.

유기자차는 자외선 차단제 속 유기 성분이 자외선을 흡수해 열에너지로 전환시켜 피부를 보호한다. 자외선 차단제가 자외선을 열로 바꿔 전달한다고 생각하면 된다. 얼굴에 발랐을 때 잘 스며드는 느낌이고 얼굴이 하얗게 변하는 백탁 현상이 없다. 발림성이 좋은 대신 자외선을 흡수하다 보니 화학 반응 때문에 알레르기가 생기기도 한다.

반면 무기자차는 피부 위에 얇게 방어벽을 만들어 자외선을 차단하고 피부를 보호한다. 물리적으로 차단하는 방식이라 유기자차보다 안전한 편이다. 대신 얼굴이 하얗게 일어나는 백탁 현상이 생긴다는 단점이 있다.

자외선 차단제를 고를 때는 무조건 차단 지수가 높은 것보다는 자신의 평소 자외선 노출량을 고려해서 적정량의 자외선 차단제를 사용하는 것이 좋다. 어떤 제품을 사용하건 외출하기 30분 전에 바르며, 최소 2~3시간 간격으로 덧발라야 자외선 차단 효과가 있다.

# 04

# 한 살이라도 젊을 때 챙기는 이너뷰티

기름진 음식을 먹거나 편의점 도시락, 패스트푸드, 레토르트 식품을 먹다 보면 피부에 트러블이 생기는 경우가 종종 있다. 이와 반대로 먹을수록 피부가 좋아지는 음식도 있을까? 물론이다. 좋지 않은 음식을 먹으면 몸이 상해 피부로 나타나는 것처럼, 몸에 좋은 음식을 챙겨 먹으면 피부에도 그 효과가 나타난다. 특히 다음의 세 가지를 신경 써서 먹으면 피부 건강에 도움이 될 것이다.

## 히알루론산hyaluronic acid

히알루론산은 피부, 관절액, 연골, 눈물 등에 있는 성분이다. 말랑한 젤리 같은 형태를 지녔다. 우리 몸속에서 보습 효과를 담당하며 내 몸무게의 1천 배에 해당하는 수분을 끌어당길 정도로 수분 흡착력이 뛰어나다. 이러한 히알루론산은 피부 진피 속 콜라겐과 엘라스틴 사이에 채워져 있어 콜라겐에 영양과 수분을 공급하고, 콜라겐 분해를 막는 역할을 한다. 히알루론산이 많으면 많을수록 피부가 촉촉하게 느껴진다.

안타까운 사실은 나이가 들수록 히알루론산이 점점 줄어든다는 점이다. 30세에는 35%, 50세에는 55%, 60세가 되면 무려 75%나 감소한다. 히알루론산이 부족하면 피부에 비어 있는 공간이 많아져 탄력과 보습이 떨어진다.

히알루론산이 줄어들수록 피부는 얇고 건조해진다. 매끄럽던 느낌도 사라진다. 보습을 담당하던 기능이 저하됐으니 코와 입도 자연스럽게 마른다. 이럴 때는 먹는 히알루론산 제품을 이용해보는 것도 괜찮다.

### how to 히알루론산 섭취법

히알루론산 성분이 들어간 화장품도 있지만 입자가 커서 흡수 효과가 크지 않다. 화장품과 함께 먹는 히알루론산을 병행하면 어느 정도 촉촉한 피부를 기대할 수 있다. 히알루론산은 8주 정도 섭취해야 효과가 나타나며, 동물성 추출물이나 유산균 배양균 등의 원료는 개인적 선호에 따라 선택하면 된다.

### 콜라겐collagen

콜라겐은 우리 몸속의 필수 구성 성분이며 피부와 뼈 근육, 장기 등 세포 사이사이를 연결하는 단백질 섬유다. 이 섬유가 바로 접착제처럼 작용해 피부의 탄력을 잡아주는 것이라고 할 수 있다. 콜라겐 하면 보통 피부만 떠올리겠지만 사실 관절 연골의 53%, 뼈의 27%를 차지하는 핵심 성분으로 관절 건강에도 상당히 중요한 역할을 한다. 특히 피부 속 콜라겐은 약 70%에 이르는데, 진피의 경우 90%나 차지하고 있어 피부의 수분을 유지하는 것과 동시에 탄력을 조절하는 기능을 담당한다.

그런데 콜라겐도 히알루론산과 마찬가지로 나이가 들수록 급격히 줄어든다. 매년 1%씩 사라지는 것은 물론이고 40세 이후부터는 20대의 절반 수준으로 뚝 떨어져 피부 탄력만 떨어지는 게 아니라 얼굴 형태까지 변할 수 있다. 여성의 경우에는 폐경 이후에 콜라겐을 만드는 여성 호르몬이 줄어들면서 폐경 5년 안에 콜라겐의 30%가 급속도로 감소한다.

40~50대가 되면 얼굴형이 변하는 사람들이 있지 않은가. 이는 중력을 받아 처지는 것과는 다르다. 나이가 들수록 사람들은 젊을 때보다 얼굴이 커진다고 느낀다. 얼굴을 지탱하는 뼈의 콜라겐이 감소할수록 뼈의 밀도와 부피가 줄어들어 뼈에 붙어 있던 근육이 힘을 못 받기 때문에 얼굴형이 안 예쁘게 변하는 것이다. 주로 턱 라인이 무너지고 하관이 커지면서 젊을 때의 날렵하고 세련된 이미지와 거리가 멀어진다. 게다가 중력을 받아 피부가 처지고 주름까지 늘면서 점점 거울을 보기가 싫어지게 된다. 이때 콜라겐을 먹으면 다소 개선이 되지만 과한 기대는 금물이다.

 **콜라겐 섭취법**

한때 콜라겐 섭취에 대해서는 의견이 분분했다. 돼지 껍질, 족발, 닭발 등 콜라겐이 들어간 음식을 먹으면 좋다는 말도 있지 않았는가. 그러나 콜라겐이 풍부하다고 해서 모두 피부에 효과적인 것은 아니다. 닭발, 족발, 돼지 껍질에 있는 동물성 콜라겐은 약 3천 개 이상의 아미노산이 뭉쳐진 고분자 콜라겐이다. 분자 크기가 클수록 체내 흡수가 안 되어 아무리 콜라겐이 들어 있는 음식을 먹어도 효과를 얻기가 어렵다. 소화가 되어 아미노산으로 변하면 이미 콜라겐의 성질은 사라진다. 그래서 먹는 콜라겐의 효과는 논란이 많다. 콜라겐이 피부 미용에 도움이 된다는 직접적인 증거를 찾지 못했기 때문이다.

그러나 최근 연구에 따르면, 어류(생선)에 들어 있는 콜라겐은 저분자 콜라겐으로 입자가 작아 체내 흡수율이 84%에 이른다고 밝혀졌다. 이러한 저분자 콜라겐 혹은 저분자 콜라겐으로 만든 영양제를 섭취하면 다소 나은 효과를 기대할 수 있다. 실제로 저분자 콜라겐을 쥐에게 먹이고 관찰을 했더니 24시간 이내에 피부, 뼈, 연골, 힘줄에 콜라겐이 흡수되었음을 확인할 수 있었다(Bioscience, Biotechnology, and Biochemistry, 2015).

콜라겐을 직접 섭취하는 것 이외에 비타민 C를 섭취해 체내 콜라겐을 안정시키고 생성을 촉진하는 방법도 있다.


## 물

항노화 피부 관리에서 빼놓을 수 없는 이너뷰티가 바로 물이다. 물을 충분히 마시면 수분 배출이 잘 되면서 피부 세포의 대사가 활발해진다. 그 결과 건조하고 쭈글쭈글한 피부 세포에 수분이 공급되어 촉촉하고 건강한 피부가 된다.

민감한 피부를 가진 사람은 아무리 좋은 관리를 받아도 쉽게 개선이 안 될 때가 많은데, 물만 잘 마셔도 어지간한 피부 고민을 해결할 수 있다. 수분 공급이 충분한 상태가 되면 피부의 속건조가 나아지면서 건강한 피부로 변하기 시작한다. 그 결과 트러블이 덜 생기고 전체적으로 피부 상태가 호전되는 경우가 많다.

특히 얼굴이 붉은 사람은 물을 더욱 자주 마셔야 한다. 수분이 부족해지면 뇌가 살아남기 위해 뇌혈관계에 혈액이 많이 흐르도록 뇌혈관을 팽창시킨다. 이 과정에서 얼굴이 붉어진다. 물만 잘 마셔도 뇌에 혈류 공급이 증가하고 얼굴 순환도 원활해져 피부색이 좋아진다.

### how to 물 섭취법

물을 마시는 데에도 적당한 타이밍이 있다. 일어나자마자 공복에 마시는 물은 밤새도록 쌓인 노폐물을 밖으로 내보내는 데 효과적이다. 또한 밥을 먹기 30분~1시간 전에 마시는 물 한 잔은 소화 기관에 음식이 들어올 준비를 하게 해주며 공복감을 덜어준다. 이 외에도 잠자기 30분~1시간 전에 마시는 물도 꼭 챙기자. 우리 몸은 잠자는 동안 보통 300㎖의 땀을 흘리는데, 새벽이나 아침에 체내 수분이 부족해지면서 심근경색과 뇌경색 위험이 높아진다. 잠자기 전에 마시는 물은 심근경색과 뇌경색을 예방하고 숙면을 도와주는 효과가 있다.

이 내용을 '공식깨자!' 한마디로 기억하면 좋겠다. 공복일 때 최소 4번 이상, 식사 30분~1시간 전후에, 잠에서 깨자마자 한 잔, 잠자기 30분~1시간 전에 한 잔의 첫 글자를 따면 '공식깨자'가 된다. 단 주의할 점은 물이 좋다고 해서 너무 많이 마시면 안 된다는 것이다. 자신의 체중에 30을 곱하면 내가 하루에 마셔야 할 적정 섭취량을 알 수 있다. 그 물을 한꺼번에 많이 마시는 것도 좋지 않다. 물을 아무리 많이 마셔도 두 시간 뒤에는 대부분 소변으로 배출되므로 한 시간에 한 컵 분량(200㎖)씩 나눠 마시는 게 좋다.

# 05

# 유행하는 홈 디바이스는 오류가 많다

한때 어느 여배우의 이중 세안이 유행한 적이 있었다. 피부의 노폐물을 제거하는 데에 아주 탁월한 방법이라며 매체에서 너도 나도 이중 세안을 다루었다. 그러나 이중 세안이 무조건 좋은 건 아니다. 여배우처럼 화장을 진하게 하는 경우는 괜찮아도 평소에 이중 세안을 할 필요는 없다. 오히려 이중 세안을 하면 피부에 무리가 간다. 피부에는 천연 보습막이 형성되어 있는데 이중 세안으로 그 보호막이 깨질 수 있기 때문이다.

이처럼 유행하는 미용 정보가 항상 옳은 것은 아니다. 몇 년 전부터 유행하기 시작한 홈 디바이스 역시 마찬가지다. 제대로 사용할 수 없다면 아예 사용하지 않느니만 못한 결과를 얻을 수도 있다.

## 아쿠아 필링기

아쿠아 필링기의 사용 원리는 간단하다. 얼굴에 스킨이나 물 등 수분을 충분히 뿌린 뒤 해당 디바이스를 피부 바깥에서 안쪽으로 밀어주기만 하면 된다. 그러면 아쿠아 필링기의 진동이 수분 분자를 피부 속으로 넣어주는 것은 물론, 그 진동으로 인해 모공에 쌓인 피지와 노폐물이 밖으로 빠져나온다.

필링기를 사용하는 이유는 피지와 각질 때문이다. 생리를 하는 여성의 경우 생리 시작 전 일주일 동안 프로게스테론progesterone 호르몬이 분비돼 피지 분비가 왕성하고 각질이 쌓인다. 이때 필링기를 사용해 불필요한 피지와 각질을 제거하면 피부결이 정리되는 효과가 있다.

다만 이 디바이스의 사용은 한 달에 한두 번으로 제한하는 것이 좋다. 각질 제거를 너무 자주하면 피부 보습막이 깨지기 때문이다. 게다가 필링기의 물리적인 자극은 피부 장벽을 깨는 원인이 되기도 한다. 피부를 위한 노력이 오히려 피부를 상하게 만드는 것이다.

## LED 마스크

LED란 발광 다이어도light emitting diode의 약자로 실제 병원에서 치료 목적으로 쓰는 빛을 말한다. LED를 이용한 특정 파장대의 빛을 쬐여서 상태를 개선하거나 통증을 치료하는 의료용 기기에 활용되어 왔다.

언제부터인지 이러한 '광光 의료 기술'을 집에서 간편하게 사용할 수 있는 LED 마스크가 시중에 쏟아져 나왔다. 피부 재생 효과가 좋다는 것이 알려지자 고가의 제품임에도 상당히 많이 팔렸다. 그런데 이 디바이스가 정말 피부에 좋기만 한 것일까?

피부 상태가 건강하지 못한 사람이 사용하면 진피층까지 에너지를 받아 미토콘드리아 세포 기관을 활성화시켜 피부 재생과 혈액 순환에 도움이 되긴 한다. 하지만 세포 재생, 진정 효과 외에 멜라닌 색소 병변이나 리프팅 효과를 기대할 수는 없다. 오히려 햇볕에 그을린 것 같은 느낌으로 얼굴색이 어두워지는 경우도 있다. 내 진료실에 찾아온 사람 중에는 사은품으로 받은 LED 마스크를 지나치게 장시간 사용했다가 마치 선탠을 한 것처럼 피부색이 변한 사람도 있다.

LED 마스크가 좋다고 무조건 구입해 사용하기보다는 사용 전에 숙지 사항을 충분히 읽어보고 안내에 따라 사용하는 것이 가장 좋다. 눈을 보호해야 한다면 제품에 있는 안대를 사용하고, 사용 시간과 주기도 정확히 따르며 제품을 안전하고 올바르게 다루어야 한다.

무엇보다 시중에 나와 있는 LED 마스크는 상당수 의료 기기기 아닌 미용 기기다. 식품의약품안전처에서 정식 의료기기 인증을 받은 병원 레이저 기기와 달리, 미용 기기인 만큼 출력과 밀도 등이 현저히 낮아 상대적으로 효과가 떨어질 수밖에 없다. 따라서 드라마틱한 치료나 즉각적인 개선이 나타나는 병원 시술만큼의 효과를 기대하지 말아야 한다. 홈 디바이스로서 피부 상태를 점차 끌어올려주는 보조 기구라고 여기면 좋겠다.

## 갈바닉 마사지기

갈바닉은 전류를 이용해 화장품을 피부 속까지 스며들게 하는 효과가 있다고 알려져 있다. 초음파와 전류가 내는 열은 혈관을 확장시키는 효과가 있다. 갈바닉 마사지기 역시 혈관에 자극을 줌으로써 화장품이 흡수되는 데에 도움을 주는 것으로 볼 수 있다.

또한 일시적이나마 주름을 펴기도 한다. 다만 거의 매일 꾸준히 했을 때 효과를 기대할 수 있는 것이지, 가끔 하는 것으로는 효과를 보기 어렵다. 중력이나 표정을 지을 때 생기는 주름이 잠깐의 갈바닉 마사지로 펴질 것 같으면 사람들이 리프팅 시술을 받을 이유가 없다.

## 항노화 피부 관리에서 특히 주의해야 할 입술 주름 보호법

카페 문화가 발달하면서 하루에도 몇 잔씩 커피를 마시는 사람들이 상당히 많아졌다. 이 문화가 입술 주름을 만드는 데 어느 정도 일조를 했다고 봐도 무방한데, 그 이유는 바로 음료를 마실 때 사용하는 빨대 때문이다.

나이에 따라 신경 쓰이는 주름이 따로 있다. 30~40대에는 팔자 주름, 50대에는 턱이 처져 생기는 심술보 주름, 50대 중반부터는 입술 주름이 거슬린다. 특히 입술 주름은 할머니, 할아버지처럼 느껴지기 쉬워 가장 경계하는 주름이기도 하다.

그런데 오랫동안 빨대를 이용해 음료를 마시는 사람은 입술을 지나치게 자주 오므리게 되어 입술 주름이 쉽게 생긴다. 가장 나이 들어 보이는 입술 주름을 사소한 빨대 때문에 빨리 만들지 않길 바란다. 가급적이면 빨대를 멀리하고 컵에 입을 대고 음료를 마시는 게 좋다.

성격이 급한 나는 뜨거운 음료를 빨리 식히고 싶어 빨대를 거의 사용하지 않는다. 입술 주름을 피하기 위해 의도한 건 아니지만, 빨대를 사용하지 않은 덕분인지 아직 입술 주위에 주름이 보이지 않는다. 어쨌든 빨대를 입에 물고 입술을 오므리는 것도 지속적인 자극이 될 수 있다. 주름은 이러한 자극에 의해 빠르게 생긴다는 것을 잊지 말자.

# 06

# 얼굴 노화를 앞당기는
# 시술

자연스럽고 우아하게 나이 드는 사람들에게는 공통점이 있다. 앞서 언급한 바와 같이 과하지도 부족하지도 않을 만큼 적당히 피부 관리를 하는 것이다. 그 적당함에는 얼굴에 인위적인 변형이나 급격한 변화를 가져오는 방법은 해당되지 않는다.

## 필러

이들이 하지 않는 피부 시술로는 '필러'가 대표적이다. 필러는 주사기로 피부에 무언가를 넣는 시술을 말한다. 주로 팔자 주름을 채우거나, 콧대를 높이거나, 눈 밑 애교살을 부분적으로 채우는 용도의 시술이지만 요즘에는 이마, 양 볼, 입술 등 얼굴 전체에 한 번에 넣는 경우도 있다.

물론 내 진료실에 찾아오는 연예인과 유명인들 역시 필러 시술을 받긴 한다. 하지만 2~3번 이상은 아니다. "필러는 자꾸 맞다 보면 자연스러움이 없어져요" "처음보다 어색한 얼굴이 되는 것 같아요"라고 말하며 점점 필러를 기피한다. 아름다움을 위한 선택이 얼굴을 더 망가뜨리는 결과를 가져온다는 사실을 느꼈기 때문이다.

필러의 대표적인 소재는 히알루론산이다. 앞서 말했듯이 나이가 들수록 히알루론산이 급격히 떨어지면서 체내의 수분과 탄력이 예전 같지 않아지는데, 이때 피부가 쭈글쭈글하게 변한다. 팔자 주름도 깊어지고 팽팽하던 양 볼도 푹 꺼지는 느낌이 들면서 얼굴에 생기가 없어 보인다.

총체적 문제처럼 보이는 얼굴에 필러를 맞으면 아주 놀라운 경험을 하게 된다. 계속 신경 쓰이던 잔주름이 펴지고, 점점 얇아지는 입술이 도톰해지며, 팔자 주름도 팽팽하게 채워지기 때문이다. 낮아서 고민이던 코 역시 쉽게 높아진다. 효과가 즉각적으로 나타나 거울을 보는 만족도가 크게 향상된다. 이처럼 필러는 얼굴에 칼을 대지 않고 주사기를 이용해 단시간에 효과를 볼 수 있어 쁘띠petit 성형이라고도 한다.

필러는 시술 후 효과가 1~2년 정도밖에 지속되시 않지만, 주사를 맞음으로써 간단하게 이뤄지고 수술에 비해 비용 부담이 적어 시술 자체를 가볍게 생각하는 사람이 많다. 그러나 부작용까지 간단하게 생각하면 안 된다. 필러를 잘못 맞았다가는 시술 부위에 변형이 오거나 염증, 과도한 부기, 가려움, 통증 등 부작용이 생길 수 있다. 더 심각하게는 칼슘이 침착돼 피부가 굳어지는 석회화나 피부에 염증성 결절, 피부가 썩는 괴사, 조직 변형 등이 나타나기도 한다.

## 필러 부작용

필러 시술을 비의료인에게 불법적으로 받았다가 막심한 후회를 하는 사람들이 종종 있다. 비의료용 이물질로 인해 피부가 변형되고 염증이 생기는 등 심각한 부작용을 겪게 된 것이다. 실제로 내게 이물질 제거를 할 수 있는지 문의하는 사람들도 제법 있다. 불법 시술은 절대 하지 말아야 하며, 특히 필러는 숙련된 경험이 많고 해부학적 지식이 풍부한 의사에게 받아야 부작용 대처도 빠르게 할 수 있다.

많은 사람들이 필러는 간단한 시술이라 문제가 생겨도 제거하면 원상태로 복귀가 가능하다고 생각한다. 하지만 심한 부작용의 경우 되돌릴 수 없는 상태가 종종 있다. 필러 부작용은 시간이 지날수록 더욱 심해져 골든 타임 안에 반드시 해결해야 한다. 정말 드물기는 하지만 끔찍한 경우 혈관에 문제가 생겨 눈동맥 중심에 위치한 망막 동맥을 상하게 해 실명까지 일으킬 수 있다. 기본적으로는 혈관을 피해서 필러 시술을 해야 하지만 현실적으로 100% 혈관을 피하는 것이 쉽지 않다.

히알루론산을 사용하는 필러는 1년 정도 유지가 되는 비교적 안전한 필러다. 하이알루로니다제hyaluronidase라는 필러를 녹이는 해독제 같은 주사도 있어 부작용이 나타났을 때 대처가 가능하기 때문이다. 반면 반영구적인 필러 주입은 정말 신중하게 시술해야 한다. 체내에서 사라지지 않아 얼굴이 울퉁불퉁하게 변하기도 하고, 면역력이 안 좋을 때는 약해진 몸이 필러를 이물질로 인지해 갑자기 없던 염증 반응이 나타나기도 한다. 게다가 얼굴 안에서 이물질이 이동하기도 해 피부결이 매끄럽지 않게 된다.

여드름이 없는 깨끗한 피부였던 사람이 필러를 맞고 계속 뾰루지가 생기는 경우도 있고, 눈 밑에는 투과 현상처럼 비치는 증세가 나타나기도 한다. 입술에는 육아종이라는 염증 덩어리가 생기기도 한다. 히알루론산 역시 아무리 흡수되는 소재라고는 해도 육아종처럼 염증 덩어리가 생기는 경우도 더러 있다.

## 유행하는 '풀 페이스 필러'의 위험성

요즘에는 필러의 위험성을 지나치게 간과한 나머지 이마부터 턱까지 풀 페이스 필러로 한 번에 많은 양의 필러 시술을 받는 사람들이 늘고 있다. 이 경우 부작용이 크게 나타날 수 있다. 풀 페이스 필러처럼 얼굴에 이물질이 갑자기 많이 들어오게 되면 주변 조직이 염증 반응을 유발하기도 하고, 지나치게 많은 양의 필러가 들어간 곳은 무게 때문에 처지기도 한다. 적은 양의 필러로 최대한의 효과를 보는 게 최선의 필러인데, 풀 페이스 필러는 이와 반대라고 볼 수 있다.

필러는 생각보다 간단하지 않은 시술이다. 나 역시 지난 17년 동안 많은 사람들에게 수천 번 이상 필러 시술을 하고 상당히 큰 만족감을 주었지만, 지금도 여전히 필러 시술에 대해 신중하게 설명을 한다. 《필러 부작용(2015)》의 저자이며 의사들의 필러 스승이기도 한 고익수 성형외과 전문의도 '필러는 하면 할수록 어려운 시술'이라고 말한다.

필러의 부작용에서 가장 심각한 증상인 실명은 현재까지 치료 효과가 뚜렷하게 나와 있지 않다. 이에 의사들도 필러 부작용의 예방법을 숙지하고 안전을 최우선이라고 생각하며 시술을 한다.

꼭 필러 시술을 받아야겠다면, 가격보다는 품질 좋은 필러와 경험이 많고 숙련된 의사를 선택하길 바란다. 또한 팔자 주름이나 콧등 필러처럼 단일 부위별로 시술 받는 것이 좋으며, 대용량 필러를 자주 주입하는 일은 반드시 피해야 한다.

## 피부 건강에 박피는 어떨까?

피부 노화 관리를 철저하게 하는 사람은 피부를 민감하게 만드는 박피 시술도 가능한 하지 않는다. 그러나 필러와 달리 박피는 피부 타입을 고려하고, 시술 주기를 지키면 비교적 부작용이 적은 편이다. 만약 박피 시술을 받을 예정이라면 시술 종류가 다양한 만큼 피부 고민을 잘 파악해야 한다. 잡티가 고민인지 흉터가 고민인지에 따라 알맞은 시술 방법을 선택하는 게 중요하다.

과거에는 기계로 표피를 갈아내는 물리적 박피술dermabrasion과 화학 약품을 사용하는 화학적 박피술chemical peeling이 사용됐다. 그러나 요즘은 레이저 박피술이 가장 대중적으로 사용되고 있다. 레이저 박피술은 물리적·화학적 박피술에 비해 에너지의 강약을 일정하게 조절할 수 있기 때문이다. 또한 균일한 깊이로 박피를 할 수 있어 안정성과 효과 면에서 큰 장점이 있다.

과거에 화학적 박피술이 유행했던 이유는 레이저 박피술에 비해 가격이 저렴했기 때문이다. 그러나 레이저 박피술이 대중화되면서 가격 부담이 줄어든 덕분에 현재는 화학적 박피술보다 레이저 박피술에 대한 선호도가 더 높은 편이다.

# 07

# 얼굴 노화를 늦추는 시술

내 진료실에 찾아오는 사람들 중에는 자연스럽고 우아하게 나이 드는 사람들이 많다. 이들이 필러를 기피하는 것과 달리 같은 주사 시술 중에서도 선호하는 시술이 있다. 바로 보톡스botox다. 보톡스는 약 3~6개월 정도 일시적으로 신경 조직을 마비시켜 근육, 침샘, 땀샘의 움직임을 제한하는 약물이다.

미용 목적으로 쓰일 때는 아주 적은 양을 안면 근육에 주입해 근육의 과도한 수축을 억제하고 표정 주름을 완화한다. 사각 턱에 보톡스를 주입해 얼굴형이 조금 갸름해 보이도록 하거나 얼굴 주름이 깊어지는 것을 막기 위해 보톡스를 맞기도 한다.

이외에 땀이 많이 나는 다한증과 종아리 알통 등을 완화하기 위해 국소적으로 사용되며, 스킨 보톡스 같이 근육이 아닌 진피층에 촘촘히 주사하면 피부결이 좋아지고 피부 탄력이 생기기도 한다.

이처럼 보톡스는 미용과 치료를 목적으로 다양하게 사용된다.

내 진료실에 미용 관리를 목적으로 찾아오는 사람들은 이러한 보톡스를 주기적으로 맞곤 한다. 아무래도 얼굴에 주름이 깊거나 많으면 늙어 보이기 때문에 미리 관리를 하는 것이다. 주름은 표정을 지을 때마다 생기는데, 특히 나이가 들수록 시력이 떨어지면서 사물을 볼 때 인상을 쓰게 되어 미간 주름이 깊어지게 된다. 이를테면 눈꺼풀을 올리는 근육의 힘이 약해 눈을 치켜뜨는 버릇이 생겨 이마 주름이 지는 식이다. 이러한 표정 주름을 제어하고 싶다면 보톡스의 도움을 받는 것도 방법이다.

### 보톡스는 언제 맞아야 할까?

보톡스에 대해 바로잡아야 할 오해가 있다. 바로 보톡스를 맞는다고 무조건 주름이 펴지는 것은 아니라는 점이다. 보톡스를 맞고 나면 근육이 마비되어 움직이지 않아 주름이 깊어지지 않게 된다. 표정 주름을 덜 짓게 하는 덕분에 주름을 예방하는 것이지, 이미 깊어진 주름을 펼 수는 없다.

그러니 보톡스의 효과를 제대로 보려면 주사를 맞는 시기가 중요하다. 신경 쓰이는 잔주름이 점점 깊어지는 것처럼 보일 때 주사를 맞아야 그 근육을 움직이지 않으면서 깊은 주름으로 발전하는 것을 막을 수 있다.

안타깝게도 누가 봐도 깊게 파인 주름에는 효과가 없다. 깊어진 주름은 피부와 뼈가 이미 딱 붙어버렸기 때문이다. 만약 보톡스 주사를 맞고 싶다면 내 표정 주름이 어느 정도 진행되었는지를 먼저 체크해야 한다.

보톡스 시술을 받을 때 주의 사항은 과한 것보다 약간 부족하게, 주름을 다 편다는 목적보다 주름이 덜 생기는 느낌으로 맞는 것이다. 그래야 자연스럽다. 또한 사람마다 필요 용량이 1.5~2배 정도 차이 나는데 무조건 같은 용량을 주입하면 문제가 생길 수 있고 해독제가 없이 부작용 발생 시 다시 되돌릴 수 없다. 보톡스의 작용이 다 풀릴 때까지 3~4개월은 기다려야 한다. 무엇보다 숙련된 전문의와 꼼꼼하게 상담한 후 품질이 좋고 나에게 맞는 제품으로 시술받는 것이 중요하다.

### 보톡스를 맞다가 안 맞으면 어떻게 될까?

보톡스를 주기적으로 맞는 이유는 영구적이지 않기 때문이다. 보톡스를 맞고 일정 시간이 지나면 원래 상태로 돌아온다. 그러다 보니 '보톡스를 주기적으로 맞다가 멈추면 더 늙는다' '주름이 더 깊어진다'는 오해가 생기기도 한다.

결론부터 말하면, 이러한 이야기는 어디까지나 오해다. 보톡스 덕분에 표정 주름이 생기지 않아 매끈하다가 그 효과가 떨어지면 갑자기 주름이 눈에 띄는 것이다. 주사를 2~3년 동안 맞았다면 인상을 쓰고 미간 찡그리는 걸 안 했기 때문에 주름의 진행이 확실히 더뎌진다. 그런데 보톡스 시술을 멈추면 주름이 생긴다. 없던 주름이 아닌, 원래 있던 주름 말이다. 보톡스 덕분에 안 보였던 것이 다시 잘 보이게 되었을 뿐이다. 그로 인해 갑자기 나이가 든 것처럼 느껴지는 것이지 보톡스 내성이 절대 아니다.

## 보톡스는 내성이 생길까?

보톡스를 계속 맞다가 내성이 생기는 경우도 있다. 그러면 보톡스 효과도 예전만큼 나타나지 않게 된다. 이러한 내성은 보톡스 시술을 받는 사람 중 1%도 채 안 되는 사람들에게 나타나지만, 보톡스 내성은 아직까지 치료법이 없다. 보톡스가 꼭 필요할 때 효과를 보지 못하면 안 되기 때문에 간과해서는 안 되는 부분이기도 하다.

한 번에 보톡스 1병에 해당하는 100유닛 이상을 자주 맞으면 내성이 생길 수 있다는 연구 결과가 발표된 바 있다. 승모근이나 종아리 등 근육이 큰 부위에 보톡스를 맞더라도 100유닛을 넘지 않도록 주의해야 한다. 또한 더 강한 효과를 얻기 위한 부스터 주사booster injection로 짧은 시술 간격, 잦은 빈도, 1회 고용량 주사, 장기간 반복적인 주사는 피해야 한다. 이것들이 보톡스 내성을 유발하는 주요 원인으로 알려져 있다.

다행인 것은 이미 보톡스 내성이 생긴 사람들에게도 희소식이 있다는 것이다. 최근에 내성 확률을 현저히 낮춘 보톡스가 등장했다. '순수 독신'이라는 새로운 개념의 보톡스인데, 보톡스 내성을 유발하는 복합 단백질(보톡스의 70~80% 차지)을 제거한 것이다. 독일 멀츠사의 제오민, 국내 메디톡스의 코어톡스 등이 여기에 해당된다. 만약 보톡스 내성이 생겨 예전만큼 효과를 보기 어려웠다면 이러한 제품의 도움을 받는 것도 방법이다.

# 08

# 일 년에 딱 한 번,
# 나를 위한 항노화 관리

얼굴에 무언가 한 것처럼 어색해 보이지는 않는데 예전보다 예뻐진 것 같은 느낌이 드는 연예인이 있다. 수술도 하지 않았다고 하는데 이상하게 얼굴 라인이 정리된 것 같아 보인다.

그런 느낌이 들었다면 정확하다. 그들은 수술이 아닌 시술을 했을 것이다. 내 진료실에 찾아오는 연예인이나 유명인들은 누가 봐도 티가 나는 필러나 실 리프팅 등을 거의 하지 않는다. 자연스럽고 티가 나지 않는 레이저 리프팅을 선호한다. 시간이 흘러 나이가 들어도 한순간 확 늙어 보이지 않는 이유도 레이저 리프빙의 효과가 크다고 봐야 한다.

30대부터 본격적인 노화가 진행되는데, 이때는 콜라겐이 생성되는 것보다 없어지는 속도가 훨씬 빨라진다. 그래서 얼굴에 탄력이 떨어지고 살이 처지며 주름도 생긴다. 이러한 증상이 본격적으로 나타나기 전인 30~40대부터 꾸준히 레이저 리프팅 시술을 받는다면 비슷한 연령대의 사람들보다 노화가 더디게 진행된다. 특히 40대부터 꾸준히 했을 때 50대부터 빛을 발한다.

레이저 리프팅 시술을 자주해야 하는 것은 아니다. 1년 주기로 병원에 방문해 관리를 받으면 된다. 나에게 오랜 세월 항노화 관리를 받아온 사람들은 앞에서 이야기한 비타민 크림을 바르고, 피부 관리를 해도 대부분 의학적 도움을 병행한다. 일상적인 관리는 피부결이 좋아지는 정도지 중력 때문에 처지는 것까지 막아줄 수는 없기 때문이다.

솔직히 말해 나는 모든 사람들이 레이저 리프팅을 받아야 한다고 생각하지는 않는다. 다만 나이가 들수록 거울 보는 게 불편하고 우울해지면서 밤잠도 설치고 모든 일에 의욕이 떨어진다면, 남들에게 예뻐 보이기 위함이 아닌 개인의 만족과 자신감 향상을 위해 레이저 리프팅을 고려해보면 좋겠다. 거울도 보기 싫을 정도로 노화가 고민이라면 말이다. 이러한 시술은 일종의 자기만족이다. 남들은 몰라도 내가 만족하는 부분이 있다면 거울을 볼수록, 사진을 찍을수록 기분이 좋아지며 삶에 활력이 생길 것이다.

평소에 지나치게 외모에 신경 쓸 필요도 없다. 그저 딱 1년에 한 번 자신의 생일에 내가 나에게 선물한다고 생각하고 시술을 받는다면, 해가 바뀔수록 나이가 드는 느낌에서 확실히 벗어날 수 있다. 1년에 한 번 적금을 들듯이 레이저 리프팅을 생각하면 항노화를 위한 피부 관리가 보다 쉽게 느껴질 것이다.

실제로 열 살 젊어 보이는 연예인과 유명인들은 레이저 리프팅을 1년에 한 번씩 받는다. 피부 탄력이 오래도록 유지되는 덕분에 타고난 피부 미인인 것처럼, 원래 동안이었던 것처럼 티 안 나게 관리할 수 있는 것이다.

유행하는 대표적인 레이저 리프팅은 '써마지' '튠 페이스' '울쎄라'가 있다. 각각의 효과를 살펴보면 모두 좋을 것 같지만 나에게 어떤 시술이 가장 적합한지 잘 따져봐야 한다. 톱 여배우가 했다는 시술이 자신의 피부 타입에는 맞지 않을 수도 있기 때문이다. 각각의 장단점을 알아보고 자신에게 맞는 레이저 리프팅을 선택하자.

## 써마지

피부는 표피, 진피, 피하지방층으로 구성돼 있다. 나이가 들수록 진피에 분포한 콜라겐 섬유가 늘어지고 감소하며 탄력을 잃고 처지기 시작한다.

이때 고주파 에너지radio frequency를 이용한 콜라겐 재생 시술을 하면 이러한 현상이 개선되는데, 대표적인 시술이 바로 써마지다. 써마지를 첫 번째로 소개하는 이유는 이미 10년 이상의 오랜 임상으로 안전성과 효과가 증명된 시술이기 때문이다. 미국 식품의약국FDA에서 비수술적인 리프팅, 주름 및 탄력 개선 시술로 안전성과 효과가 동시에 승인됐다.

써마지는 표피를 냉각시킨 뒤 고주파 열로 피부 온도를 55℃까지 올려 강한 에너지를 가하는 방식이다. 이때 콜라겐 변성이 일어나면서 힘 없는 콜라겐이 써마지의 고주파 열을 받아 수축된다. 이후에 콜라겐은 리모델링remodeling 작용을 통해 새롭게 생성되고 진피층의 콜라겐 밀도가 증가하게 된다. 그 결과 피부 탄력이 회복되고 얼굴선이 매끄러워진다.

써마지 시술을 받은 사람들은 무너진 얼굴선이 올라가고 라인이 살아나는 자연스러운 변화에 크게 만족한다. 처진 라인이 잡히면 얼굴이 작아 보이고 주름도 개선되는 효과가 있다. 써마지는 시술 직후의 효과도 좋지만 시간이 지날수록 콜라겐 재생 과정이 계속 진행되어 2~3개월 이후에 피부 탄력이 더욱 좋아진다. 또한 지속 기간이 길어 6개월~1년에 한 번으로 충분하다는 장점이 있다.

이렇게 매년 써마지 시술을 받으면 효과가 누적되면서 나이가 들어도 쉽게 노화를 느낄 수 없는 얼굴이 된다. 콜라겐은 20대 이후로 계속 빠져나가는데, 써마지 시술로 빠지는 콜라겐을 주기적으로 채워준다고 생각하면 된다.

다만 에너지가 세게 들어오기 때문에 다소 통증이 있다. 그래서 마취 연고를 바르고 1시간 후에 시술을 해야 한다. 통증이 무섭다면 무통 주사 같은 혈관 주사를 맞은 뒤 시술을 받을 수도 있다.

써마지는 고주파 시술이기 때문에 시술 전에 모든 금속 물질을 빼둬야 한다. 인공 심박 조율기처럼 생명에 지장을 줄 수 있는 금속 물질을 몸에 지니고 있는 경우는 써마지를 받을 수 없다.

## 튠 페이스

튠 페이스 역시 써마지와 마찬가지로 고주파열을 이용한 시술이다. 2018년부터 '청담동 리프팅'이라 불리며 안 아프지만 효과가 강해 유명해졌다. 써마지와 다른 점은 통증이 없다는 것이다. 써마지는 마취 연고를 발라야 할 정도로 아프지만 튠 페이스는 마취 연고 없이도 아프지 않게 시술을 받을 수 있다.

아프지 않다고 해서 효과가 약할 거라고 오해하지 말아야 한다. 튠 페이스는 피부 속 콜라겐을 채워주는 가장 이상적인 주파수 40.68MHz의 강력한 고주파 에너지를 이용하는 시술이다. 현존하는 고주파 장비 중 가장 강력한 주파수를 사용하는 셈이다. 이 파장이 진피층에 열을 주면서 콜라겐을 만든다.

강력한 고주파열임에도 통증이 없는 이유는 이중으로 작동하는 아이스컨텍 쿨링 기술 덕분이다. 피부 표면을 차갑게 만들어 뜨겁지 않고 아프지 않다. 어떤 피부과 의사는 튠 페이스를 아보카도 리프팅이라고 표현하기도 했는데, 그만큼 겉은 차갑고 안은 뜨겁지만 정작 표피 아래에서 뜨거운 걸 느끼지 못해 통증이 없다는 의미다.

튠 페이스의 또 다른 장점은 얼굴 부위에 따라 고주파열의 깊이를 조절해서 쏠 수 있다는 점이다. 사람마다 피부 두께가 다르고, 한 사람의 얼굴에서도 턱과 볼 라인이 다르지 않은가. 튠 페이스는 사람마다 부위마다 어디는 더 깊게 쏘고 어디는 얕게 쏘는 깊이 조절 기능(페이즈 시프트phase shift)이 있어 컨투어링이나 타이트닝을 할 수 있다. 비대칭처럼 섬세한 부위도 개선이 가능할 정도로 디자인을 할 수 있는 시술이다. 다만 주의할 점은 시술자의 미적 감각이나 실력에 따라 시술 결과가 달라질 수 있기에 숙련된 전문가와 충분한 상담을 거쳐야 한다.

튠 페이스는 시술 직후 콜라겐 수축으로 인해 즉시 효과가 나타나고, 피부 속 콜라겐이 생성되는 장기적인 효과는 2~3주 이후에 나타난다. 시간이 지날수록 콜라겐이 점차 차오르며 주름 개선 효과뿐 아니라 피부 탄력, 얼굴선 정리, 피부 톤 개선 등을 기대할 수 있다.

튠 페이스 시술의 장기적인 효과를 기대한다면 나이에 따라 3~4주 간격으로 3~5회를 받는 것이 좋다.


## 울쎄라

써마지와 튠 페이스가 고주파 리프팅이라면 울쎄라는 초음파 리프팅이다. 고주파가 피부의 진피까지 도달하는 것과 달리 울쎄라의 초음파는 피부 진피 하부층부터 근육 바로 위 근막인 스마스 층SMAS까지 도달한다.

울쎄라는 3대 레이저 리프팅 시술 중 피부의 가장 깊은 곳을 자극하지만 손상 없이 스마스층(피부와 근육 사이에 그물처럼 얽혀 있는 섬유성 막)에 초음파 에너지를 집중적으로 가할 수 있다. 이때 전달되는 열에너지는 피부 온도를 60~70℃까지 올려 콜라겐이 재생되는 환경을 만든다. 나이가 들면 스마스층이 느슨해져 피부가

처지게 되는데, 이때 울쎄라의 초음파 온도가 스마스층을 응고시
켜 수축시킴으로써 콜라겐을 재생하는 것이다. 울쎄라 시술 후에
는 피부 속의 노화된 콜라겐이 점점 재생되고 건강한 콜라겐이 생
겨나면서 리프팅 효과가 나타난다. 그 효과는 최대 1년까지 나타
나므로 1년에 한 번의 시술로도 충분하다.

울쎄라의 원리는 돋보기로 태양열을 모아 검정 종이를 태우는
것과 비슷하다. 검정 종이에 열이 전달되면 종이가 타면서 수축
하는 것처럼, 콜라겐도 미세한 열에 의해 수축했다가 재생되면서
피부가 리프팅되는 것이다. 피부 표면에 거의 손상을 주지 않고
초음파 에너지를 스마스층에만 전달하기 때문에 시술 후에 별도
의 회복 기간이 필요 없다.

울쎄라의 장점은 실시간 초음파 영상 기술로 피부 깊이 및 구
조를 눈으로 확인하고 그에 맞춰 정확한 위치에 안전하고 효과적
으로 시술을 할 수 있다는 점이다. 이른바 딥시 deep see 기술이라고
하는 이 기술은 누구나 약간씩 다른 피부 구조와 깊이를 가지고
있기에 1.5mm, 3.0mm, 4.5mm 세 가지 팁을 적절히 사용해 피
부 두께, 혈관과 뼈의 위치, 스마스층의 위치를 파악하고 그 부분
에 맞춰 최적의 울쎄라 리프팅 효과를 낸다.

울쎄라는 지방까지 태울 수 있어 얼굴에 살이 없는 사람보다
는 지방이 많아 얼굴이 통통한 사람에게 더 적합하다. 써마지와
튠 페이스가 콜라겐 리모델링으로 얼굴이 채워지는 느낌이라면,
울쎄라는 얼굴 윤곽이 선명해지며 처진 피부가 쫙 올라붙는 느낌

이다. 얼굴 윤곽이 좋아지고 이중 턱도 정리되면서 무너졌던 얼굴 라인이 살아난다. 하지만 얼굴에 살이 없는 사람이 울쎄라 리프팅 시술을 받으면 채워지는 것 없이 피부가 당겨져 퀭한 인상이 될 수 있다. 물론 울쎄라 시술 시 사용하는 팁을 조절하면 마른 얼굴도 괜찮지만, 얼굴이 마른 사람은 써마지와 튠 페이스 리프팅 결과에 더 만족하는 경우가 많다.

울쎄라 리프팅은 시술 직후 일상생활이 가능하지만 얼얼한 느낌과 함께 약간의 홍조와 부기가 있을 수 있다. 희박하지만 흉터가 생길 수 있는 화상의 위험도 있다. 일시적으로 신경 손상이 있을 수 있지만 몇 주 안에 회복된다. 아주 드물게 좁은 부위에 멍이 들 수 있지만 이 또한 몇 주 후면 사라진다.

## 레이저 리프팅을 받아도 효과가 없는 이유는?

요즘은 레이저 리프팅이 점점 보편화되면서 인터넷 광고를 통해서도 가격과 효과 등을 쉽게 알 수 있다. 두 명이 함께 오면 할인, 오픈 기념 할인 등의 프로모션도 많다. 그런데 마음먹고 레이저 리프팅을 받았는데 아무 효과가 없는 것처럼 느끼는 사람이 있다. 그 이유는 무엇일까?

레이저 리프팅을 받을 때는 시술 전후에 정품 팁을 모두 사용했는지 꼭 확인해야 한다. 써마지의 경우 한 번 시술에 900샷을 쏴야 하는데 두 명 할인을 하면 팁 하나를 450샷으로 반씩 쏘는 경우가 있다. 써마지 팁은 시술할 때 오픈하면 4시간 안에 다 사용하도록 타임 락time lock을 걸어두어야 하는데, 이를 절반씩 사용하려면 두 명이 같이 오도록 해야 하는 것이다. 이러한 방법으로 시술을 받은 사람들 상당수가 효과를 못 봤다고 말한다.

또 다른 병원에서는 정품 팁을 사용하지 않기도 한다. 다 쓴 팁을 충전해 재생 팁으로 만들어 재활용하는 것이다. 그런 팁으로 시술을 받게 되면 당연히 효과가 없다. 지나치게 저렴한 가격으로 시술하는 병원은 재생 팁을 사용하는지 의심해봐야 한다. 제대로 시술하는 병원은 시술 전에 정품 팁을 보여주고, 시술 후에 사용한 팁을 환자에게 준다.

## 병원 선택의 중요한 기준은?

써마지, 튠 페이스, 울쎄라는 무엇이 더 좋고 나쁜지로 나누는 것이 아니라 사람마다 더 적합한 방법을 선택했을 때 효과적이다. 그런데 모든 병원이 명품 리프팅 기계를 가지고 있는 상황이 아니고, 병원마다 선호하는 장비도 다르다. 위의 세 가지 리프팅 기계 말고 국산 레이저나 다른 기종의 레이저 장비로 효과를 내는 병원들도 있다.

병원 선택의 기준은 나이와 얼굴의 탄력 상태에 따라 어떤 레이저나 리프팅 시술을 하면 좋을지를 결정할 수 있는 곳, 의사가 꼼꼼하게 피시술자의 얼굴을 관찰하고 디자인한 후 개인 맞춤 시술을 할 수 있는 곳이어야 한다.

단지 가격만 따지며 공장에서 제품을 찍어내듯 일괄적인 방법으로 시술하는 곳은 만족스러운 결과를 끌어내기 어려울 수 있다는 사실을 잊지 말아야 한다. 써마지, 튠 페이스, 울쎄라 등 멀티 리프팅 장비를 갖추고 심미안이 있으며 경험이 많은 병원을 선택하면 만족스러운 항노화 시술을 받을 수 있다. 또한 1회성보다 주기적으로 얼굴의 노화 정도를 상담하며 오랜 시간을 함께할 수 있는 병원이라면 최상의 결과를 기대해도 좋다.

# 80세에
# 젊은 노인이 되길 원한다면

20년 전 레지던트 시절에 진료를 보던 생각이 난다. 내가 근무한 곳은 대기 환자가 언제나 꽉 찬 3차 대학병원이었다. 가정의학이란 지속적이고 포괄적인 의료를 제공하는 의학이라고 배운 나는, 진료 시간이 동료 레지던트들보다 길었다. 나는 내 진료실을 방문하는 환자에게 병력 청취history taking를 20분 이상 하고 나서야 비로소 차트에 진단명을 기입하곤 했다. 요즘 괴로운 스트레스가 있는지, 잠은 잘 자는지, 식사는 규칙적으로 하는지, 보통 어떤 음식을 먹는지, 운동은 하는지, 음주 빈도를 줄이고 있는지 등을 물으며 환자의 잔소리꾼이 되어 삶의 영역에 참견했다.

돌이켜보면, 이 책에서 줄곧 강조한 핵심적인 질문이 아니었나 싶다. 오래도록 젊고 활기차게 살기 위해서(Young) 잘 먹고(Eat Well), 잘 자고(Sleep Well), 많이 움직이고(Stay Active), 스트레스 관리(Stress less)를 하도록 YESSS를 전파하고 싶었던 것이다.

전문의를 취득한 후 미용 의학을 진료 과목으로 삼다 보니 나를 찾아오는 사람들은 크게 두 부류로 나뉘었다. 비만을 치료하기 위한 환자와 항노화 관리를 받기 위한 사람이었다. 이 두 부류에는 확연한 차이가 있었다. 그 차이는 사회 경제적 차이가 아닌 생활 습관의 차이였다.

청담동에서 10여 년간 항노화 클리닉을 운영한 적이 있다. 그때부터 진료실에서 연예인과 유명인을 마주하는 일이 많았다. 내가 그들을 통해 알게 된 항노화 관리법 역시 건강한 생활 습관이라는 점이었다. 생활 습관만 바로잡아도 삶이 건강해질 수 있다는 걸 깨달았고, 이 사실을 많은 사람들과 공유하고 싶었다. 가능한 많은 사람들이 건강하게 나이 들 수 있기를 바라며 그 내용을 이 책에 고스란히 담고 싶었다.

항노화 의학은 스토리 의학이자 과학이다. 개인의 건강 상태, 생활 습관, 감정 상태, 심지어 가족사까지 다루며 다양한 이야기 보따리를 풀어놓는다. 이러한 이야기를 바탕으로 유전자 검사, 혈액 검사, 호르몬 검사, 소변유기산 검사, 음식 알레르기 검사를 통해 건강 상태가 나아지도록 한다. 이는 학습된 노화와 상당히 거리가 멀다. 전문적인 검사를 통해 개인에게 꼭 맞는 항노화 전략을 알려주어 건강하게 사는 법, 제대로 나이 드는 법을 습관화할 수 있도록 안내하는 것이다.

우리나라 사람들은 먹는 것에 유독 관심이 많다. 병을 진단받으면 무엇을 먹어야 할지, 또는 먹지 말아야 할지를 제일 먼저 물어본다. 나에게 체중 관리를 받으러 오는 사람들 역시 어떻게 식단 조절을 해야 좋은지, 살 빠지는 음식은 무엇인지를 궁금해한다. 그래서 음식과 영양소에 대한 정보는 가장 기본적이고 특별한 이야기라고 할 수 있다.

내가 먹는 것이 곧 나이기에, 영양에 대한 내용이 이 책의 상당 부분을 차지한 것도 같은 맥락이다. 책을 끝맺으며 다시 한번 강조하지만, 모두에게 효과적인 특별한 식이 요법이나 영양제는 없다. 하나의 식이 요법만 강조하기보다는 어떤 식이 요법이든 나이와 적정 체중, 건강 상태, 생활 방식에 맞는 이로운 식사를 하면 된다.

항노화란 단순히 젊음이나 동안 외모, 오래 사는 것을 뜻하지 않는다. 그저 최대 수명까지 건강하게 살면서 생물학적 나이를 낮추는 것이다. 한마디로 잘 늙는 것, 이것이 바로 웰에이징well aging 이다. 웰에이징에 늦은 때란 없다. 현재를 소중히 여기며 나를 사랑하는 것만으로도 웰에이징이 가능하다.

내가 40대 초반에 불면증을 겪으면서 가장 크게 느꼈던 감정은 '고생 끝에 병이 온다'는 것이었다. 그 누구보다 열심히 살아왔지만 건강은 챙기지 못했던 내 삶에 웰에이징은 없었다. 와르르 무너지기 일보 직전이었다. 그러나 신체적으로 약해지는 갱년기라고 치부하지 않았고 적극적으로 나를 점검하기 시작했다. 그 결과 내가 우선순위가 되는 삶을 살 수 있었다. 영광스럽게도 '동안 의사'라는 별명까지 얻게 됐다.

불로초나 젊어지는 묘약은 없다. 건강한 생활 방식으로 건강 수명을 늘리는 것이 항노화 관리의 전부다. 이제 우리는 선택을 해야 한다. 신경 쓸 일이 많고 너무 바빠 내 건강을 뒤로 미루기만 할 것인지, 나를 1순위로 두고 건강을 챙기면서 나이 들 것인지를 말이다. 이 책을 읽은 독자라면 모두 현명한 선택을 할 것이라 생각한다. 준비하지 않으면 보이지 않고, 보이지 않으면 시간에 따른 노화에 절망할 수밖에 없다. 80세에도 젊은 노인이 되길 원한다면 지금 시작해도 늦지 않다. 중년 이후에 다가오는 또 다른 인생을 행복하고 건강하게 맞이하는 데 이 책이 도움이 되었다면 그것으로 충분히 감사하다.


이전부터 항노화 관리를 라이프 스타일로 엮은 책을 써보고 싶었지만 물리적인 시간이 부족해 늘 버킷 리스트로만 남겨두고 있었다. 이 소망을 실현하는 데 출판사 비타북스에서 용기를 주었고, 많이 부족하지만 최선을 다해 열심히 책을 썼다. 이 책의 내용은 내가 출연했던 TV 방송에서 전한 정보, 전문 분야의 책, 유튜브 채널 부부닥터 유안티비의 콘텐츠, 내 진료실에서 고객들과 나눈 대화를 종합한 것이다.

책을 쓰는 동안 변함없는 지지와 함께 글 쓰는 재주가 기특하다며 칭찬해준 남편 유광현 원장, 언제나 엄마가 멘토라고 응원해준 두 딸 하영이와 하빈이, 내가 출연하는 방송을 빠짐없이 시청하며 모니터링을 해주시는 든든한 양가 부모님, 저술에 집중하도록 병원 업무를 도와준 8년 지기 박미선 이사에게 감사드린다. 또한 책을 쓰고 싶다는 생각을 실행하게끔 도와준 비타북스 김소중 출판본부장님과 이상미 편집자에게 감사의 말을 전하고 싶다. 마지막으로 나를 신뢰하며 오랫동안 진료실을 방문해주는 고객들을 빼놓을 수 없다. 그분들은 나의 고객이기 이전에 항상 나를 가르치고 공부하게 만드는 스승이자 교과서 같은 존재다. 감사하다는 말이 부족할 정도로 깊은 감사를 드리고 싶다.

나는 앞으로도 건강한 삶을 전파하는 굿닥터의 역할을 계속 해나갈 것이다. 많은 사람들이 나이가 들수록 더욱 행복하고 건강해지는 그날까지 열심히 하겠다는 다짐을 이 책에 남긴다.

# 나이 들지 않는 절대 원칙

**펴낸날** 초판 1쇄 2020년 4월 1일 ㅣ 초판 4쇄 2023년 4월 25일

**지은이** 안지현

**펴낸이** 임호준
**출판 팀장** 정영주
**편집** 김은정 조유진
**디자인** 유채민 ㅣ **마케팅** 길보민
**경영지원** 나은혜 박석호 유태호 최단비

**인쇄** (주)상식문화

**펴낸곳** 비타북스 ㅣ **발행처** (주)헬스조선 ㅣ **출판등록** 제2-4324호 2006년 1월 12일
**주소** 서울특별시 중구 세종대로 21길 30 ㅣ **전화** (02) 724-7664 ㅣ **팩스** (02) 722-9339
**포스트** post.naver.com/vita_books ㅣ **블로그** blog.naver.com/vita_books ㅣ **인스타그램** @vitabooks_official

ⓒ 안지현, 2020




**ISBN** 979-11-5846-324-3  13510

비타북스는 독자 여러분의 책에 대한 아이디어와 원고 투고를 기다리고 있습니다.
책 출간을 원하시는 분은 이메일 vbook@chosun.com으로 간단한 개요와 취지, 연락처 등을 보내주세요.

**비타북스** 는 건강한 몸과 아름다운 삶을 생각하는 (주)헬스조선의 출판 브랜드입니다.